Sajedul Haque

Apendicite pediátrica - Uma forma fácil de diagnóstico precoce

Sajedul Haque

Apendicite pediátrica - Uma forma fácil de diagnóstico precoce

O Paediatric Appendicitis Score é uma melhor ferramenta de diagnóstico

Imprint

Any brand names and product names mentioned in this book are subject to trademark, brand or patent protection and are trademarks or registered trademarks of their respective holders. The use of brand names, product names, common names, trade names, product descriptions etc. even without a particular marking in this work is in no way to be construed to mean that such names may be regarded as unrestricted in respect of trademark and brand protection legislation and could thus be used by anyone.

Cover image: www.ingimage.com

This book is a translation from the original published under ISBN 978-620-2-06585-6.

Publisher:
Sciencia Scripts
is a trademark of
Dodo Books Indian Ocean Ltd. and OmniScriptum S.R.L publishing group

120 High Road, East Finchley, London, N2 9ED, United Kingdom
Str. Armeneasca 28/1, office 1, Chisinau MD-2012, Republic of Moldova, Europe
Printed at: see last page
ISBN: 978-620-7-86809-4

ÍNDICE

RECONHECIMENTO 2

1. INTRODUÇÃO 5
2. FINALIDADE E OBJECTIVOS 7
3. REVISÃO DA LITERATURA 8
4. MATERIAIS E MÉTODOS 27
5. Observação e resultados 30
6. DISCUSSÃO 42
7. RESUMO 47
8. CONCLUSÃO 48
9. REFERÊNCIA 49
10. APÊNDICES 53

RECONHECIMENTO

Quero oferecer a minha humilde gratidão a Deus Todo-Poderoso, cuja bênção me deu resistência suficiente para concluir este trabalho.

Dr. Md. Shahid Karim, FCPS (Cirurgia), FIGS, Professor e Diretor do Departamento de Cirurgia Pediátrica e Urologia Pediátrica, Bangladesh Institute of Child Health (BICH) e Dhaka Shishu (Children) Hospital (DSH), Dhaka, pela sua inspiração constante, crítica construtiva e orientação competente, sem as quais este trabalho não teria sido concluído.

Dr. A R Khan MD, MS, FICS & Prof. Dr. Md. Kabirul Islam, MS, Professor de Cirurgia Pediátrica, BICH & DSH pela sua amável cooperação, conselhos valiosos e apoio ao meu estudo.

Gostaria de agradecer o apoio do Dr. Md. Aminur Rashid MS, do Dr. Md. Abdul Aziz MS e do Dr. Md. Ashrarur Rahman MS pelos seus conselhos oportunos.

Recordo com grande apreço o apoio que me foi prestado pelo Dr. Saifullah MS, Dr. Majumder Md. Masud MS, Dr. Toufiq Ehsan MS, Dr. Monoj Krishna Shrestha, estudante de MS, Dr. Sawkat Ara Hyder e todos os outros colegas do BICH & DSH pela sua cooperação e assistência atempadas.

Dr. Jahanara Alauddin, LRCP, DA, Professor e Chefe do Departamento de Anestesiologia e Prof. Dr. Habib Ibrahim Rahmatullah Khan, FA, Professor de Anestesiologia, BICH & DSH pela sua amável cooperação durante a apendicectomia. Agradeço também especialmente ao Dr. Maksud Isa

DA, Dr. Sirajul Islam MD, Dr. Millat-E-Ibrahim, Dr. Aminur Rahman e outros colegas do departamento de anestesiologia que estenderam as suas mãos durante a operação do Apêndice.

Dr. Wakar Ahmed Khan, M. Phil, Professor de Patologia e Dr. Bilquis Banu, M. Phil, Professor Associado de Patologia, BICH & DSH pelo seu valioso relatório histopatológico do apêndice ressecado. Estou igualmente grato à Dra. Belayet Hossain, FCPS (Hematologia), que me forneceu atempadamente o relatório hematológico.

Estaria a ser ingrato se não agradecesse aos pacientes e aos seus pais pela sua cooperação durante todo o período do meu trabalho de investigação.

Gostaria de expressar a minha profunda gratidão ao Professor Dr. Md. Shafiqul Haque FCPS (Cirurgia), FACS, FICS Presidente do Departamento de Cirurgia Pediátrica da BSMMU, pelos seus conselhos.

Devo aos meus pais e à minha mulher, que assumiram todas as minhas responsabilidades sociais e familiares durante um período tão longo com rostos sorridentes e me permitiram realizar o meu trabalho de investigação sem perturbações. Devo também à minha única filha, Nusaiba Nurain, que foi privada do meu contacto e afeto durante muito tempo.

Finalmente, gostaria de sacrificar todo o meu trabalho de investigação ao meu querido pai, que deu o seu último suspiro para o mundo eterno em 11th de março de 2005.

outubro de 2005Dr   . Md. Sajedul Haque

LISTA DE ABREVIATURAS

Este trabalho de investigação é dedicado ao meu querido pai que partiu em 11th de março de 2005.

1. INTRODUÇÃO

Em 1886, o patologista de Harvard Reginald Fitz apresentou "Perforative Inflammation of the Vermiform Appendix with special reference to Its Early Diagnosis and Treatment" (Inflamação perfurante do apêndice vermiforme com referência especial ao seu diagnóstico e tratamento precoces) à Associação de Médicos Americanos. Fitz foi o primeiro a descrever a "apendicite" e sugeriu uma intervenção cirúrgica imediata (menos de 3 dias) em caso de peritonite disseminada ou de deterioração do estado clínico (Stevenson 2003).

Todo o espetro de doenças do apêndice foi descrito em 1905 por Howard Kelly no seu livro *The Vermiform Appendix and its Diseases* (Kelly & Hurnden 1905).

No entanto, após mais de um século, o diagnóstico da apendicite aguda continua a ser um enigma (Fyfe 1994). O diagnóstico da apendicite aguda baseia-se principalmente na anamnese e no exame clínico e continua a ser um grande problema, apesar dos nossos melhores esforços. O diagnóstico definitivo de apendicite é efectuado em apenas 50% - 70% das crianças na altura da avaliação inicial (Madan 2002). Apenas 55% dos doentes com apendicite apresentam uma história clássica e achados físicos (Steven 2004). Embora existam vários meios auxiliares, como a ultrassonografia abdominal, a laparoscopia, a tomografia computorizada, a ressonância magnética, o enema de bário com auxílio de computador, a utilidade destes testes não foi estabelecida, além de que necessitam de conhecimentos especializados, são dispendiosos e, por vezes, não estão isentos de complicações (Al-Fallouji 1998).

Embora o quadro clínico clássico seja bem conhecido de todos, só está presente em alguns casos (Browse 1984). A apendicite aguda é difícil de diagnosticar em crianças devido à falta de comunicação e cooperação. Existe ainda uma morbilidade apreciável e, ocasionalmente, mortalidade, que está relacionada com a incapacidade de efetuar um diagnóstico precoce. Por este receio de complicações decorrentes de um diagnóstico falhado, alguns autores aceitam impunemente 15-30% de apendicectomias negativas (Kathryn, Anderson & Parry 1998, Sivit 1997). A proporção de apêndices que são normais em estudos histológicos identifica este problema com uma taxa de apendicectomia negativa de 10% a 30% (Surana, O'Donnell & Puri 1995). A melhoria do desempenho clínico com a sua utilização aumentou a exatidão do diagnóstico de 58% para 71%, com uma diminuição da taxa de perfuração de 27% para 12,5% (Alvardo 1986). No entanto, a taxa de apendicectomia negativa, apesar da observação ativa no hospital, é elevada (11,5%) (Surana, O'Donnell & Puri 1995). No entanto, estas taxas não são apoiadas pela literatura recente que discute taxas que variam de 1% a 10% (Kathryn, Anderson

& Parry 1998).

As complicações pós-operatórias da laparotomia negativa, tais como infeção da ferida, abcesso e formação de fístula, podem atingir os 15% (Al-Fallouji 1998). Apesar da função desconhecida do apêndice, a apendicectomia acidental nem sempre é justificada pela sua possível utilização em cirurgia reconstrutiva ocasional, como a substituição do ducto biliar comum danificado, ureter direito, desvio da bexiga e do intestino ou utilização como uretra ortotópica (Richter, Stock & Hanna 2000).

Nos últimos anos, para diagnosticar a apendicite aguda e reduzir a incidência de apendicectomia negativa sem aumentar o risco de perfuração, foram desenvolvidas várias pontuações para orientar os doentes com suspeita de apendicite aguda para observação e/ou cirurgia (Hoofmann & Rasmussen 1989). Atualmente, existem seis pontuações diferentes centradas na apendicite (Ohmann et al. 1995). As classificações não requerem equipamento especial, são fáceis de utilizar e compreensíveis para o clínico. Os responsáveis pela elaboração dos resultados têm relatado excelentes resultados, indicando que os sistemas de pontuação podem ser um auxiliar de diagnóstico ideal (Ohmann et al. 1995).

A pontuação Alvardo foi descrita em 1986 e baseou-se numa análise retrospetiva de 305 doentes (Alvardo 1986). Este sistema de pontuação é simples, não invasivo e foi subsequentemente validado por estudos prospectivos em adultos (Owen, Williams, Stiff, Jenkinson, & Rees 1992). O. Bengezi e M. Al- Fallouji modificaram a pontuação Alvardo para uma pontuação mais prática e fácil de utilizar e interpretar pelo médico em doentes com apendicite aguda (Al-Fallouji 1998). Fariyal Matin (2001) validou a pontuação Alvardo modificada em crianças de 1 ano a 12 anos de idade e a apendicectomia negativa foi de 30%, o que poderia ter sido reduzido para 3% se este sistema de pontuação fosse seguido antes da operação com a pontuação de 8-10 (Matin 2001).

O Paediatric Appendicitis Score (PAS) foi proposto por Samuel Madan (2002). Realizou uma análise prospetiva do PAS para um diagnóstico precoce preciso da apendicite aguda e para reduzir a incidência de apendicectomia negativa em crianças. Avaliou 1170 crianças com idades compreendidas entre os 4 e os 15 anos com dor abdominal sugestiva de apendicite aguda. Mostrou que a apendicectomia negativa foi efectuada em 3% (36 de 1170) (Madan 2002).

HIPÓTESE:

O Paediatric Appendicitis Score é uma orientação precisa para o diagnóstico precoce e a gestão da apendicite aguda em crianças.

2. FINALIDADE E OBJECTIVOS

2.1 AIM

Estudar a diferença entre o Modified Alvardo Score e o Paediatric Appendicitis Score.

2.2 OBJECTIVOS

1) Para observar o resultado do ModifiedAlvardo Score

2) Observar o resultado do Paediatric Appendicitis Score

3) Observar a exatidão do ModifiedAlvardo Score e do Paediatric Appendicitis Score

3. REVISÃO DA LITERATURA

3.1 CENÁRIO HISTÓRICO:

[th]A apendicite não foi reconhecida até ao final do século XIX. Era uma doença relativamente rara antes dessa altura, mas não há dúvida de que existia mesmo em tempos remotos, devido a um apêndice agudamente inflamado que foi encontrado preservado na múmia de uma jovem princesa real do Egipto (O'Connell 2000).

Os registos de casos mais antigos datam do século II (Jaffe & Berger 2005). É provável que muitos dos casos descritos por escritores mais antigos como "paixão ilíaca" e "paixão cólica" fossem de facto apendicite, mas os termos eram usados com referência a quase qualquer tipo de dor no abdómen inferior direito. [nd] O mais antigo relato de um caso de natureza duvidosa foi apresentado por Aretaens, um médico grego do século XX, quando escreveu: "Uma vez fiz uma abertura num abcesso no lado direito, perto do fígado, e saiu muito pus durante vários dias, e o homem recuperou." Não há mais registos de doenças do apêndice até ao século 18th (citado por Karim 1989).

O SÉCULO 18TH:

Em 1711, Lorenz Heister, professor de cirurgia em Altdorf, na Alemanha, reconheceu que o apêndice poderia ser o local de uma inflamação primária aguda (citado por Jaffe & Berger 2005). Ele descreveu uma autópsia do corpo de um criminoso que tinha sido executado e escreveu: "Quando ia demonstrar o intestino grosso, encontrei o apêndice vermiforme do ceco preto. Quando estava prestes a separá-lo, a sua membrana separou-se e libertou duas ou três colheres de matéria. Era provável que esta pessoa pudesse ter alguma dor nessa parte" (citado por Jaffe & Berger 2005, Glover 1988).

Claudiu Amyand, cirurgião do Westminster and St. George's Hospital, efectuou a primeira apendicectomia (Fyfe 1994). Em 1735, operou um rapaz de 11 anos que tinha uma hérnia escrotal direita acompanhada de fístula. No interior do escroto encontrava-se o apêndice, perfurado por um alfinete. O apêndice foi ligado e removido, com recuperação total do paciente (Powell 2001, Glover 1988).

O SÉCULO 19TH:

Em 1824, Louyer-Villermay fez uma apresentação na Academia Real de Medicina de Paris intitulada "Observations of inflammatory conditions of Caecal Appendix" (Observações sobre condições inflamatórias do apêndice cecal), na qual descreveu dois exemplos de apendicite aguda que levaram à morte (citado por Jaffe & Berger 2005). Três anos mais tarde, Melier confirmou estas observações. Os escritos de Huson e Dance em 1827, Goldbeck em 1830 e Dupuytren em 1835 desenvolveram o conceito de inflamação que surge no tecido celular que rodeia o ceco; foi Goldbeck que inventou o termo "perityphlitis", o que atrasou muito o progresso da compreensão desta doença (citado por Jaffe & Berger 2005, Powell 2001 & Glover 1988).

Foi Reginald Herber Fitz (1843-1913), professor de medicina em Harvard, que, em 1886, fez uma descrição lúcida e lógica da doença, tendo sido também o primeiro a utilizar o termo "apendicite". Escreveu que, na maioria dos casos fatais de tiflite, o ceco está intacto, enquanto o apêndice está ulcerado e perfurado. A questão da abertura imediata deve ser considerada. Para obter bons resultados, o tratamento deve ser efectuado precocemente (Stevenson 2003, Jaffe & Berger 2005).

Charles McBurney (1845-1913), professor de cirurgia na Faculdade de Medicina e Cirurgiões da Universidade de Columbia, Nova Iorque, EUA, publicou em 1889 o seu artigo clássico sobre a apendicite, com destaque para o papel etiológico do apêndice vermiforme, a variabilidade dos sintomas, o valor diagnóstico da sensibilidade no que veio a ser designado por ponto de McBurney & o valor da operação precoce e descreveu "a sede da maior dor - tem estado exatamente entre uma polegada e meia e duas polegadas do processo espinhoso anterior do íleo numa linha reta traçada desde o processo até ao umbigo" (Powell 2001, McBurney 1998). Foi pioneiro no diagnóstico precoce e na intervenção cirúrgica precoce e também aconselhou a incisão de divisão do músculo que recebeu o seu nome. Foi também pioneiro na remoção do apêndice antes de se ter permitido a sua perfuração. [th] Albert John Ochsner (1858-1925), professor de cirurgia clínica na Universidade de Illinois, Chicago, e James Sherren (1872-1945), cirurgião do hospital de Londres, foram ambos pioneiros, nos primeiros anos do século XX, do tratamento conservador em casos tardios. A descoberta dos antibióticos, felizmente, resolveu a controvérsia entre os defensores da cirurgia conservadora e ativa nestes casos (Glover 1988, O'Connell 2000). No final do século, a apendicite e as suas complicações continuam a ser enfrentadas, mas não foram descobertas medidas preventivas.

3.2 ANATOMIA DO APÊNDICE VERMIFORME:

3.2.1 Embriologia:

O apêndice é um tubo em forma de verme que surge do lado medial do ceco (Snell 1995). Uma vez que o apêndice se desenvolve durante a descida do cólon, a sua posição final é frequentemente posterior ao ceco ou ao cólon. Estas posições do apêndice são denominadas retrocaecal ou retro-cólica, respetivamente (Sadler 2004).

3.2.2 Anatomia macroscópica:

O apêndice vermiforme é um tubo estreito, vermiano (em forma de verme), que surge da parede cecal posteromedial, 2 cm ou menos abaixo da extremidade do íleo (Williams & Bannister 1995). Trata-se de um tubo muscular cego com camadas mucosa, submucosa, muscular e serosa. Durante a infância, o crescimento contínuo do ceco faz com que o apêndice rode para diferentes posições:

Retro-caecal - 74%,

Pélvica - 21%,

Paracaecal - 2%,

Subcaecal -1,5%,

Preileal -1% e

Postileal - 0,5% (O'Connell 2000).

A posição da base do apêndice é constante, encontrando-se na confluência das três ténias cólicas do ceco, que se fundem para formar a camada muscular longitudinal externa do apêndice. Durante a operação, é possível encontrar um apêndice esquivo, uma vez que uma tração suave nas ténias cólicas, em especial nas anteriores, conduzirá o operador à base do apêndice. O mesentério do apêndice ou mesoapêndice surge da superfície inferior do mesentério do íleo terminal e é tão transparente que os vasos sanguíneos contidos podem ser vistos (O'Connell 2000).

3.2.3 ANATOMIA MICROSCÓPICA:

O lúmen é irregular, sendo invadido por múltiplas pregas longitudinais da membrana mucosa revestida por epitélio de células colunares de tipo colónico. As criptas estão presentes, mas não são numerosas. Na base das criptas encontram-se células de argentafina (células de Kultschitzsky) que podem dar origem a tumores carcinóides. A submucosa contém numerosas agregações linfáticas ou folículos. A proeminência do tecido linfático no apêndice de adultos jovens parece ser importante na etiologia da apendicite (O'Connell 2000).

3.2.4 FORNECIMENTO ARTERIAL:

O apêndice é suprido pela artéria apendicular (Fig. 1), um ramo da divisão inferior da artéria ileocólica, que passa por trás do íleo terminal para entrar no mesoapêndice a uma curta distância da base do apêndice. Na maioria das pessoas, a artéria apendicular é uma "artéria terminal", cuja trombose resulta em necrose do apêndice (Williams & Bannister 1995 & O'Connell 2000).

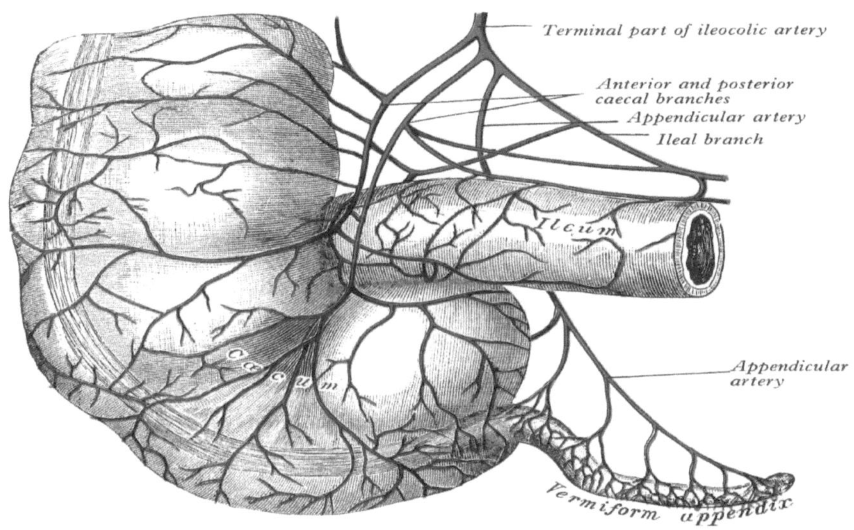

Fig 1: Suprimento arterial do ceco e do apêndice.

3.2.5 DRENAGEM VENOSA:

O sangue é drenado pelas veias apendicular, ileocólica e mesentérica superior para a veia porta (Williams & Bannister 1995).

3.2.6 DRENAGEM LINFÁTICA:

A partir do corpo e do ápice do apêndice vermiforme, 8-15 vasos ascendem no mesoapêndice, alguns interrompidos por um ou mais nódulos no mesmo. Eles se unem para formar 3-4 vasos maiores, terminando nos nódulos inferiores e superiores da cadeia ileocólica. Os vasos da raiz do apêndice e do ceco são anteriores e posteriores. Os vasos anteriores passam à frente do ceco para os nódulos ileocólicos anteriores e os nódulos da cadeia ileocólica; os vasos posteriores ascendem atrás do ceco para os nódulos ileocólicos posteriores e inferiores (Williams & Bannister 1995).

3.2.7 ABASTECIMENTO DE NERVOS:

Os nervos simpáticos provêm dos segmentos T9 e T10 através do plexo celíaco. Os nervos parassimpáticos são derivados do vago (Williams & Bannister 1995).

3.3 ETIOLOGIA:

Não existe uma hipótese unificadora relativamente à etiologia da apendicite aguda. Embora a apendicite esteja claramente associada à proliferação bacteriana no apêndice, não existe um único organismo responsável; de facto, é habitual um crescimento misto de organismos aeróbicos e anaeróbicos. A obstrução do lúmen do apêndice tem sido amplamente considerada como importante e, de facto, na maioria dos casos, encontra-se alguma forma de obstrução luminal por um fecólito ou por uma estenose (O'Connell 2000).

Um fecólito é composto por material fecal inspirado, fosfatos de cálcio, bactérias e detritos epiteliais. Raramente, um corpo estranho é incorporado na massa. O achado incidental de um fecólito é uma indicação relativa para a apendicectomia profiláctica. Uma estenose fibrótica do apêndice indica geralmente uma apendicite anterior, que se resolveu sem intervenção cirúrgica. A obstrução do orifício apendicular por um tumor, nomeadamente um carcinoma do ceco, é uma causa ocasional de apendicite aguda na meia-idade e nos idosos. Os parasitas intestinais, particularmente *Oxyris Vermicularis* (verme do alfinete), podem proliferar no apêndice e ocluir o lúmen (O'Connell 2000).

A incidência de apendicite aguda em crianças pertencentes a vários grupos socioeconómicos e raças de países em desenvolvimento é, portanto, de considerável interesse. Pensa-se que a apendicite aguda está mais frequentemente associada a uma classe social privilegiada. A urbanização maciça está associada a alterações alimentares, que são atribuídas a uma dieta pobre em fibras e rica em açúcar refinado. Pensa-se que a apendicite tem uma variação sazonal clássica. A incidência é maior no verão e menor no inverno. A explicação para esta observação pode residir num aumento do tecido linfoide na parede do apêndice numa determinada região (O'Connell 2000).

3.4 PATOGENISE:

É geralmente aceite que a obstrução do lúmen do apêndice é um fator importante na patogénese da apendicite. A obstrução pode dever-se a:

- Material fecal inspirado
- Hiperplasia linfoide (por exemplo, sarampo).
- Pinworms (Enterovious vermicularis).
- Corpos estranhos, como matéria vegetal ingerida, caroços de cereja e sementes.

☐ Tumores carcinóides - embora estes ocorram normalmente na ponta do apêndice (Fyfe 1994).

A obstrução do lúmen estreito causa distensão do apêndice com subsequente interferência no seu fornecimento de sangue. A isquemia resultante abre caminho para a invasão da parede do apêndice por organismos fecais, que se multiplicaram no órgão obstruído. Nas crianças, em particular, a obstrução parece desempenhar um papel muito importante e pelo menos 20% apresentam um fecolito no lúmen aquando do exame do órgão após a sua remoção: 65% dos apêndices perfurados em crianças têm uma causa obstrutiva. À medida que a doença progride, são reconhecidos vários estádios patológicos, tanto a nível macroscópico como microscópico (Fyfe 1994):

☐ *Apendicite aguda (catarral):* No início da doença, o apêndice pode ter um aspeto normal ou apresentar apenas uma ligeira hiperemia. As alterações podem ser focais e acompanhadas de edema (Fyfe 1994).

☐ *Apendicite supurativa:* as alterações inflamatórias são evidentes, com hiperemia e congestão acentuadas associadas a exsudados fibrinosos. O apêndice e o seu mesentério estão edemaciados e, normalmente, existe uma pequena quantidade de líquido peritoneal seroso. Podem existir alças intestinais aderentes (Fyfe 1994).

☐ *Apendicite gangrenosa: para* além de alterações inflamatórias muito acentuadas, observam-se áreas definidas de gangrena. Trata-se de manchas verdes, cinzentas ou negras na parede. As alterações microscópicas incluem microperfurações. O líquido peritoneal tem um odor desagradável e é frequentemente purulento (Fyfe 1994).

☐ *Apendicite perfurada:* observa-se perfuração junto ao fecolito. Encontra-se líquido purulento e há normalmente sinais de tentativas de localizar a doença através do omento ou das alças intestinais. Na criança mais nova, isto é ineficaz e pode haver uma peritonite difusa (Fyfe 1994).

☐ *Massa do apêndice:* nas crianças mais velhas, em particular, pode desenvolver-se uma massa do apêndice. Isto deve-se à formação de aderências entre o apêndice inflamado e edematoso e o ceco, o íleo terminal e o omento. Não há pus presente e pode ser difícil localizar o apêndice no centro da massa (Fyfe 1994).

☐ *Abcesso do apêndice:* Após necrose e perfuração da parede do apêndice. Pode desenvolver-se um abcesso na fossa ilíaca direita ou na pélvis. As aderências são acentuadas, embora normalmente friáveis, e as alças intestinais estão edemaciadas e hiperémicas. O pus tem um odor desagradável (Fyfe 1994).

3.5 ESTADIAMENTO CLÍNICO:

São descritas quatro fases da apendicite:

1. Apendicite simples: É uma apendicite aguda sem perfuração ou gangrena. A criança está moderadamente doente e tem sinais localizados na fossa ilíaca direita (Fyfe 1994).

2. Apendicite avançada: Refere-se ao apêndice gangrenado, que se perfurou, libertando pus para a cavidade peritoneal. O pus pode ser localizado ou difuso. Estas crianças estarão muito doentes, com febre acentuada, taquicardia e toxemia. Os sinais abdominais serão mais graves, com uma acentuada vigilância e sensibilidade na parte inferior do abdómen se o pus estiver localizado ou uma rigidez generalizada se o pus estiver livre na cavidade peritoneal (Fyfe 1994).

3. Abcesso do apêndice: Pode ser palpável na fossa ilíaca direita ou por via rectal. Os arrepios com um abcesso terão uma pirexia oscilante e taquicardia (Fyfe 1994).

4. Massa do apêndice: Normalmente apresenta-se como uma tumefação mal localizada na fossa ilíaca direita. A febre pode ser menos acentuada do que no caso de um abcesso, embora o vómito possa ser uma caraterística devido à obstrução das ansas vocais. As crianças mais novas tendem a apresentar um estádio clínico mais avançado de apendicite (Fyfe 1994).

3.6 BACTETRIOLOGIA:

Num estudo de mais de 1000 crianças com apendicite, foi colhida uma grande variedade de organismos fecais em esfregaços peritoneais. Os mais frequentemente cultivados, por ordem de frequência, são *Escherichia coli, Bacteroides fragilis* e *Streptococcus milleri*. Outros incluem pseudomonas, klebsiella e clostridia. Em geral, 20% dos doentes têm culturas peritoneais positivas na altura da cirurgia, aumentando para mais de 50% nos casos de apendicite avançada. Qualquer terapia antibiótica para doentes com apendicite aguda deve, por conseguinte, ter como objetivo os organismos aeróbicos e anaeróbicos (Fyfe 1994).

3.7 CARACTERÍSTICAS CLÍNICAS:

SINTOMAS:

Uma história clínica cuidadosa e um exame físico minucioso são as características que permitem chegar a um diagnóstico precoce e exato da apendicite (Coran 2004)). A apresentação clássica da apendicite aguda começa normalmente com dor abdominal e é quase sempre o primeiro sintoma (Kathryn, Anderson & Parry 1998). Inicialmente, a dor é de natureza cólica e a criança mais nova reconhece prontamente que a dor "vai e vem" ou "piora e depois volta a melhorar". Algumas crianças sentem a dor como sendo constante e não como cólicas. O movimento ou a tosse intensificam a dor (Fyfe 1994). A dor está frequentemente localizada na zona periumbilical e no epigástrio. Com o tempo, a dor abdominal acaba por se deslocar para o quadrante inferior direito, mais tipicamente no ponto de McBurney. A dor também está presente mesmo quando o doente está deitado. A dor localizada está relacionada com a inflamação do peritoneu parietal. Devido às diferentes localizações do apêndice, a dor pode ser sentida no flanco ou nas costas (variedade retrocecal), na pélvis com frequência urinária, dor testicular ou ambas (variedade pélvica) (Coran 2004). No caso de um apêndice retrocecal ou pélvico, esta dor somática tem frequentemente um início tardio porque o apêndice inflamado não entra em contacto com o peritoneu parietal até ocorrer a rutura e a infeção se espalhar (Kathryn, Anderson & Parry 1998).

A dor é geralmente seguida pelo desenvolvimento de anorexia e a maioria das crianças com apendicite não mostra interesse nos seus alimentos favoritos. A anorexia é seguida pelo aparecimento de náuseas e vómitos poucas horas após o início da dor. Na ausência de anorexia e de náuseas e vómitos, é menos provável que o doente com dor abdominal tenha apendicite (Coran 2004). As náuseas são comuns, mas os vómitos não são tipicamente graves. A maioria dos doentes com apendicite afirma ter estado obstipado durante alguns dias antes do ataque de dor (Browse 1984). A diarreia ocorre mais frequentemente em crianças do que em adultos e pode resultar num diagnóstico errado de gastroenterite (Kathryn, Anderson & Parry 1998).

SINAIS:

As crianças com apendicite ficam normalmente deitadas na cama, com movimentos mínimos (Kathryn, Anderson & Parry 1998). A criança pode parecer mal disposta com palidez, embora por vezes as bochechas possam estar coradas. Algumas crianças apresentam uma palidez circunferencial acentuada. Andar e movimentar-se é doloroso e, muitas vezes, a criança com apendicite anda curvada, com uma mão a segurar o lado direito para se proteger. O facto de se sentar ou deitar na cama aumenta o desconforto e é um sinal útil de peritonismo. A anca pode ser mantida numa posição ligeiramente fletida (Fyfe 1994).

A língua está frequentemente coberta e acompanha-se de um fetor oris. A garganta deve ser examinada para detetar amigdalite ou faringite e o pescoço para detetar glândulas aumentadas (linfadenopatia). O tórax deve ser examinado na sua totalidade para excluir a evidência de uma infeção respiratória inferior (Fyfe 1994).

O exame abdominal deve ser efectuado com cuidado e delicadeza. O exame de uma criança pequena com apendicite pode ser um desafio. Com o doente em decúbito dorsal, os joelhos são fletidos durante o exame para reduzir qualquer tensão dos músculos rectos e para tornar o abdómen um pouco mais macio e fácil de palpar. Pode pedir-se à criança que "aponte com um dedo para o sítio onde lhe dói mais", que normalmente se encontra no quadrante inferior direito, no ponto de McBurney (Coran 2004).

A mão do examinador deve estar quente e a criança relaxada antes de se iniciar a palpação - bem longe do ponto de maior dor (Fyfe 1994). A irritação do peritoneu parietal a partir do apêndice inflamado e consiste em dor ou

sensibilidade associada ao movimento da parede abdominal. Estes sinais peritoneais são a marca registada da apendicite. Esta palpação suave pode provocar uma sensibilidade significativa e localizada no quadrante inferior direito e sugerir o diagnóstico de apendicite (Coran 2004). Se a doença tiver avançado para a fase de peritonite difusa, a sensibilidade será mais generalizada e pode envolver todo o abdómen (Fyfe 1994). A sensibilidade pode ser acompanhada por uma proteção muscular na mesma zona. Pode ser discernida apenas como uma diferença subtil entre os tons dos músculos nos quadrantes abdominais. É determinado se a proteção é voluntária ou não. Qualquer criança pode produzir uma proteção voluntária de todo o abdómen se estiver apreensiva e esta pode desaparecer quando o cirurgião tiver acalmado os receios. A criança com peritonismo verdadeiro não consegue evitar a guarda localizada, mesmo quando tranquilizada (Fyfe 1994).

A sensibilidade de ressalto é um sinal útil e é produzida pressionando profundamente e depois soltando para provocar sinais de peritonite na criança com dor abdominal. Pode perturbar a criança mais nova, que pode não cooperar (Fyfe 1994), (Coran 2004). O sinal de Rovsing, que consiste na produção de dor no quadrante inferior direito sem palpação do quadrante inferior esquerdo, deve ser provocado de forma semelhante (Fyfe 1994).

O sinal clássico do psoas é obtido colocando a criança no lado esquerdo e estendendo a perna e a anca posteriormente. A presença de um sinal do psoas também pode ser determinada fazendo com que os doentes empurrem o joelho anteriormente contra a resistência das mãos do examinador. Particularmente em crianças pequenas, é difícil diferenciar o desconforto devido à palpação da verdadeira sensibilidade. A sensibilidade pode normalmente ser detectada observando as alterações na expressão facial do doente

(Coran 2004). O sinal do obturador (demonstrado pela rotação interna passiva da coxa direita) é produzido pelo estiramento do músculo obturador na variedade pélvica (Kathryn, Anderson & Parry 1998)

Deve ser realizado um exame rectal na maioria dos doentes com dor abdominal aguda, a menos que o diagnóstico seja claro. O exame rectal pode revelar

A sensibilidade no lado direito é comum na apendicite pélvica.

A massa pélvica pode ser consistente com um abcesso pélvico.

O edema da mucosa é causado por um abcesso pélvico.

O exame rectal também pode detetar uma impactação fecal causada por obstipação grave, que pode ser a causa da dor abdominal (Coran 2004). Se já tiver sido feito um diagnóstico seguro de apendicite aguda, não é necessário um exame rectal (Fyfe 1994).

3.8 *VALOR DO EXAME REPETITIVO:* Observação ativa

O passo mais importante no diagnóstico da apendicite aguda é a repetição do exame abdominal. Se a palpação inicial for inconclusiva, um exame repetido (talvez 2 horas mais tarde) pode indicar um diagnóstico mais definitivo. É pouco provável que uma criança que adormeça espontaneamente e permaneça a dormir toda a noite tenha apendicite aguda. As crianças com apendicite podem ter um sono leve e acordar frequentemente com dores - quando o exame clínico pode ser efectuado. Este plano de exames repetidos foi apropriadamente designado por observação ativa. Implica uma política definida de voltar a ver a criança após algumas horas se o diagnóstico for incerto. Esta revisão inclui a história, o estado geral da criança, refletido pelo pulso, frequência respiratória e febre, e um reexame completo do abdómen. Se esta política for aplicada, o número de laparotomias com remoção de apêndices normais será muito reduzido (Fyfe 1994 & Madan 2002).

3.9 COMPLICAÇÕES DA APENDICITE:

Poucas complicações da apendicite aguda ocorrem enquanto a infeção estiver contida no apêndice, mas quando as bactérias invasoras penetram na superfície apendicular ou invadem a circulação regional, pode desenvolver-se qualquer uma ou uma série de complicações graves (Kathryn, Anderson & Parry 1998). As complicações incluem as seguintes

Perfuração: A perfuração alivia a dor de forma transitória (Stevenson 2003) e depois é seguida de dor intensa e febre alta (Kathryn, Anderson & Parry 1998). A apendicite progrediu para perfuração na altura da apendicectomia em cerca de 50% dos doentes com menos de 10 e mais de 50 anos (Fyfe 1994).

Peritonite: Pode ser localizada ou difusa.

Localizada: Resulta da perfuração microscópica de um apêndice gangrenado. O sinal mais importante é a rigidez da parede abdominal sobre a área do abdómen que está envolvida.

Difusa: implica uma perfuração grosseira na cavidade peritoneal. O aumento da sensibilidade, rigidez e distensão abdominal são óbvios em doentes com peritonite (Fyfe 1994)

<u>Massa do apêndice:</u> No 3rd dia após o início do ataque de apendicite aguda, é frequente sentir-se uma massa sensível na fossa ilíaca direita, sob alguma rigidez da musculatura subjacente; o outro quadrante do abdómen não apresenta rigidez ou sensibilidade (O'Connell 2000). A massa é composta principalmente pelo omento maior, pela parede cecal edematosa e por uma porção do intestino delgado. No meio encontra-se um apêndice perfurado ou inflamado de outra forma (Fyfe 1994)

<u>Abscesso do apêndice:</u> Há uma pirexia variável e a frequência do pulso aumenta. A localização do abcesso é determinada pela posição do apêndice. Assim, o local mais comum do abcesso é na parte lateral da fossa ilíaca e o segundo local mais comum é na pélvis (O'Connell 2000).

<u>Pieloflebite:</u> Trata-se de uma tromboflebite supurativa do sistema venoso portal. Calafrios, febre alta, iterícia e, mais tarde, abcesso hepático são a marca registada desta doença grave. Neste caso, pode observar-se gás nas veias hepáticas na radiografia (Coran 2004).

3.10 DIAGNÓSTICO:

A apendicite aguda é a condição cirúrgica aguda mais comum do abdómen em crianças (Kathryn, Anderson & Parry 1998). Quando os doentes apresentam características clássicas, o diagnóstico de apendicite aguda é simples. No entanto, um grande número de doentes apresenta características atípicas. Tem sido aceite uma taxa de apendicectomia negativa de 10% a 20 para minimizar a incidência de apendicite perfurada com o seu aumento de morbilidade. Mas esta taxa elevada já não é aceitável. São sempre necessárias algumas investigações como complemento do diagnóstico final e como informação adicional (Fyfe 1994).

3.10.1 SISTEMAS DE PONTUAÇÃO PARA AJUDAR NO DIAGNÓSTICO:

Atualmente, foram propostas pelo menos 11 pontuações para ajudar no diagnóstico da dor abdominal aguda, seis das quais se centram na apendicite aguda (Galindo 1997, Teicher et al. 1983, Gallego et al. 1998 e Ohmann et al. 1995).

Existe outro sistema de pontuação proposto por Madan Samuel (2002), aplicado apenas ao grupo etário pediátrico com idades compreendidas entre os 4 e os 15 anos. Embora todos os autores tenham relatado uma excelente precisão preditiva nas suas séries, poucos confirmaram a fiabilidade em estudos prospectivos subsequentes (Madan 2002)

3.10.2 PONTUAÇÃO DE ALVARDO MODIFICADA:

A Pontuação de Alvardo (Tabela I) foi descrita em 1985 e baseou-se numa análise retrospetiva de 305 doentes hospitalizados com dor abdominal sugestiva de apendicite aguda (Alvardo 1986). Os sinais, sintomas e resultados laboratoriais foram analisados quanto à sensibilidade, especificidade e exatidão. Oito factores preditivos foram considerados úteis para fazer o diagnóstico de apendicite aguda. Com base neste peso, foi concebida uma pontuação prática que pode ajudar a interpretar o quadro confuso da apendicite aguda. O núcleo é constituído por 3 sintomas, 3 sinais e 2 achados laboratoriais. Foram efectuadas várias alterações a esta pontuação.

O. Bengezi e M. Al-Fallouji modificaram a pontuação Alvardo (Tabela II) para uma pontuação mais prática, fiável e fácil para os médicos (Al-Fallouji 1998). A pontuação Alvardo modificada baseou-se numa avaliação prospetiva de 345 doentes para conceber uma pontuação mais orientada para a clínica e mais prática (Al-Fallouji 1998).

Tabela I: Pontuação de Alvardo (AS)

CARACTERÍSTICAS	VARIÁVEIS	PONTUAÇÃO
SINTOMAS	Dor RIF migratória	1
	Anorexia	1
	Náuseas/vómitos	1
SINAL	Ternura em RLQ	2
	Sensibilidade de ressalto na RIF	1
	Elevação da temperatura (>37,3⁰ C/>99,14⁰ F)	1
LABORATÓRIO	Leucocitose (≥10.000/c.mm.)	2
	Deslocação para a esquerda dos neutrófilos	1
Pontuação total		10

Interpretação da pontuação Alvardo (AS):

Pontuação 1- 4, apendicite aguda muito improvável: manter em observação.

Pontuação 5-7, apendicite aguda pode ser: Observação regular.

Pontuação 8-10, apendicite aguda provável: operar.

Quadro II: Pontuação de Alvardo modificada (MAS)

CARACTERÍSTICAS	VARIÁVEIS	PONTUAÇÃO
SINTOMAS	Dor RIF migratória	1
	Anorexia	1
	Náuseas/vómitos	1
SINAL	Ternura em RLQ	2
	Rigidez/tensões de contacto na RIF	1
	Elevação da temperatura (>37,3^0 C />99,14^0 F)	1
	Teste da tosse/sinal de Rovsing/sensibilidade rectal	1
LABORATÓRIO	Leucocitose. (≥10.000/c mm.)	2
Pontuação total		10

Interpretação da pontuação Alvardo modificada (MAS):

Pontuação 1- 4, apendicite aguda muito improvável: Dar alta para casa com instruções.

Pontuação 5-7, apendicite aguda provável: Internar para observação atenta e nova pontuação.

Pontuação 8-10, apendicite aguda definitiva: operar imediatamente.

De acordo com a pontuação Alvardo modificada, os doentes com pontuação 1-4 têm pouca probabilidade de sofrer de apendicite aguda e, num hospital com uma rotação rápida, podem ter alta para casa em segurança, sem necessidade de hospitalização, pelo que o internamento desnecessário pode ser reduzido em 13%, uma política rentável que pode evitar o desperdício de dinheiro, tempo e esforço do pessoal, que podem ser gastos em casos mais urgentes. No entanto, estes doentes podem ser instruídos para comparecerem no serviço de urgência se os seus sintomas aumentarem; a sua dor pode ser investigada com segurança no serviço de ambulatório (Al-Fallouji 1998).

Os doentes com pontuação de 5-7 são um grupo instável de doentes. Devem ser mantidos sob observação atenta e frequente a cada 4-6 horas, de acordo com a pontuação (6 horas em doentes com pontuação 5 e 4 horas em doentes com pontuação 7). Devem ser operados, caso contrário podem passar para uma pontuação inferior e, por conseguinte, podem ter alta para casa. Ao adotar esta política segura, é possível evitar com segurança a laparotomia negativa (Al-

Fallouji 1998).

Os doentes com pontuação de 8-10 devem ser operados imediatamente porque são casos definitivos de apendicite aguda; num hospital com uma rotação rápida, a tomada de decisões pode ser feita rapidamente, com uma precisão de pontuação de 97% (Al-Fallouji 1998). Embora a contagem normal de leucócitos varie entre 3.000-11.000/c.mm (Miale 1982), Alvardo e o Alvardo Score modificado consideraram a leucocitose superior ou igual a 10.000/c.mm (Alvardo 1986& Al-Fallouji 1998).

3.10.3 PONTUAÇÃO DE APENDICITE PEDIÁTRICA:

No Pediatric Appendicitis Score (Quadro III), os sintomas são idênticos aos do Alvardo ou do Alvardo Modificado. No entanto, a diferença entre o PAS e o MAS é que a rigidez e/ou a sensibilidade de ressalto se transformam em sensibilidade à tosse, à percussão ou ao salto e a pontuação é 2 em vez de 1. O teste da tosse e/ou o sinal de Rovsing e/ou a sensibilidade rectal estão ausentes na PAS. Na PAS, a pontuação da leucocitose (≥10.000/c mm.) é um e a da neutrofilia também é um, mas na MAS a pontuação da leucocitose é 2.

Tabela III: PediatricAppendicitis Score (PAS):

CARACTERÍSTICAS	VARIÁVEIS	PONTUAÇÃO
	Dor RIF migratória	1
SINTOMAS	Anorexia	1
	Náuseas/vómitos	1
	Ternura em RLQ	2
SINAL	Tosse/Percussão/Ternura de salto na RIF	2
	Pirexia (>37,3⁰ C/>99,14⁰ F)	1
LABORATÓRIO	Leucocitose (≥10.000/c.mm.)	1
	Neutrofilia polimorfonuclear	1
Pontuação total		10

Interpretação doPAS:

Pontuação ≤ 5: não é compatível com o diagnóstico de apendicite e não há admissão

Pontuação 6-7: é compatível com o diagnóstico de apendicite. Internar e avaliar frequentemente.

Pontuação 8-10: indica uma probabilidade elevada de apendicite e operação.

3.10.4 CONTAGEM DE SANGUE:

A contagem de neutrófilos é frequentemente efectuada, mas pode ser inconclusiva (Fyfe 1994). Na apendicite aguda precoce, pode ser normal ou ligeiramente elevada (até 13.000/cm). Em casos avançados, com perfuração e peritonite, estará aumentado, mas nestas crianças a necessidade de laparotomia não é normalmente posta em causa. O cálculo simples do rácio neutrófilos/linfócitos pode fornecer um parâmetro mais sensível do que a contagem total de leucócitos na previsão de apendicite (Goodman, Goodman & Monk 1995).

3.10.5 ANÁLISE DE URINA:

Na apendicite pélvica, a urina pode ser positiva para sangue e/ou proteínas devido à irritação da bexiga pelo apêndice inflamado. Os organismos não serão observados na microscopia. A análise da urina também ajuda a distinguir a infeção do trato urinário (Fyfe 1994).

3.10.6 RADIOGRAFIA SIMPLES DO ABDÓMEN:

Em casos duvidosos, a radiografia simples do abdómen pode ser útil, especialmente nas crianças mais novas. Foram registados vários sinais (Fyfe 1994).

- A presença de um faecólito na fossa ilíaca direita.

- Escoliose lombar, côncava para a direita.

- Nível de líquido localizado que sugere um íleo.

- Uma massa de tecido mole no quadrante inferior direito.

- Diminuição da quantidade de sombras de gás na fossa ilíaca direita

- Ileus generalizado (Fyfe 1994).

3.10.7 ULTRA-SONOGRAFIA:

Estudos recentes utilizando ultrassonografia de alta resolução em tempo real mostraram que a visualização do apêndice não compressível parece ser um método sensível para investigar a possibilidade de apendicite aguda. Um apêndice normal geralmente não é visualizado. Os critérios para o diagnóstico ultrassonográfico de apendicite aguda incluem uma estrutura em forma de salsicha, aperistáltica e hipoecóica quando visualizada ao longo do seu eixo longitudinal, com uma aparência de alvo na secção transversal (Skanne et al. 1990). Outros observaram os seguintes aspectos no ultrassom da apendicite aguda (Fyfe 1994).

- Diâmetro do apêndice superior a 0,6 mm.

☐ Espessura da parede muscular maior ou igual a 3,0 mm.

☐ Presença de uma massa complexa.

☐ Massas fecais que obstruem o lúmen do apêndice.

☐ Faecolith.

☐ Massa de tecido mole na fossa ilíaca direita.

☐ Abcesso do apêndice (Fyfe 1994).

3.10.8 EXAME DE ENEMA BARITADO:

A utilização de um exame de emergência com clister de bário está quase confinada à prática nos Estados Unidos e raramente é praticada noutros locais. Os sinais radiológicos de apendicite após um enema baritado são os seguintes (Jaffe & Berger 2005).

☐ Não visualização persistente do apêndice (embora isso ocorra em 5 a 10

percentagem de exame de enema de bário de apêndice normal).

☐ Visualização parcial do apêndice.

☐ Efeito da pressão no ceco.

☐ Irritabilidade do ceco e do íleo terminal aquando do rastreio (Fyfe 1994).

3.10.9 TOMOGRAFIA COMPUTORIZADA (CT):

A tomografia computorizada tem sido recentemente utilizada com êxito no diagnóstico da apendicite aguda. A TC pode desempenhar um papel valioso em doentes seleccionados com suspeita de apendicite. A comparação entre a ultrassonografia e a tomografia computadorizada mostrou que a última é mais sensível e a primeira é mais específica (o' Neil 1998, Jaffe & Berger 2005).

3.10.10 exame de leucócitos em coloide de tecnécio-99m albuminoso

Os elucócitos autólogos são marcados com^{99m} Tc através da indução da fagocitose de partículas coloidais de albumina^{99m} Tc. A sua exatidão pode atingir os 90% (Fyfe 1994).

3.10.11 PROTEÍNA C-REACTIVA SÉRICA:

Gurleyik et al. (1995) demonstraram que a estimativa da proteína reactiva C no soro tem uma sensibilidade e especificidade elevadas. Recomendaram a medição da PCR como um teste laboratorial de rotina em doentes com suspeita de apendicite aguda (Gurleyik, Gurleyik & Unalmiser 1995).

3.10.12 CITOLOGIA DA ASPIRAÇÃO PERITONEAL:

A citologia de aspiração peritoneal é uma ajuda útil no diagnóstico de apendicite aguda; no entanto, os resultados não excluem o diagnóstico (Young, Caldwell, & Watson 1993).

3.ιο.i3 DIAGNÓSTICO ASSISTIDO POR COMPUTADOR:

Recentemente, foram desenvolvidos programas informáticos para tratar a informação da história, do exame e da investigação de um possível caso de apendicite aguda (Fyfe 1994). É possível obter uma precisão significativamente maior no diagnóstico da apendicite aguda e na diferenciação de outras causas de dor abdominal, tendo-se registado uma diminuição das taxas de laparotomia negativa. Parte da melhoria pode dever-se ao facto de o médico prestar mais atenção à anamnese e ao exame (Eskelinen, Ikonen e Lipponen 1992)

3.ιο.14 RM IMAGENS:

Recentemente, a ressonância magnética foi utilizada para detetar apendicite em casos equívocos. Num estudo recente, demonstrou ter uma maior sensibilidade e menos resultados falsos positivos e falsos negativos do que a ecografia (Insecu et al. 1997).

3.10.15 HISTOPATOLOGIAS COM DIAGNÓSTICO:

A histopatologia é o padrão de ouro para o diagnóstico da apendicite aguda. As células inflamatórias agudas na camada ou camadas do apêndice são a marca da apendicite aguda. A hiperplasia linfoide é a causa da apendicite obstrutiva (O'Connell 2000).

3.11 GESTÃO:

3.11.1   CUIDADOS PRÉ-OPERATÓRIOS:

A apendicite aguda é uma emergência cirúrgica. A criança com apendicite aguda simples está geralmente apta para ser operada imediatamente. No entanto, a criança com peritonite deve ser adequadamente reanimada antes da operação (O'Connell 2000).

As medidas pré-operatórias são:

1.   Reidratação com soro fisiológico.

2.   Nada por via oral.

3.   Antibiótico intravenoso

4.   Verificar o hemograma completo, a ureia sérica e os electrólitos, se necessário. Deve ser dedicado tempo suficiente à reanimação, uma vez que esta melhora significativamente a aptidão da criança para a anestesia e a cirurgia de emergência (O'Connell 2000).

3.11.2   GESTÃO OPERATIVA:

A) LAPAROTOMIA:

A incisão preferida é a Lanz direita (Fyfe 1994). A pele é incisada ao longo de uma linha paralela à prega cutânea entre as duas espinhas ilíacas antero-superiores. As camadas profundas são divididas, como na incisão convencional em grelha, dando assim uma ferida forte que também tem uma aparência cosmética. Em casos difíceis, pode ser alargada transversalmente em direção à linha média ou lateralmente e superiormente em caso de descoberta de um apêndice retrocaecal alto. O desejo de limitar o comprimento da incisão não deve restringir o acesso ou comprometer o procedimento de forma alguma. Alguns cirurgiões continuam a preferir a incisão em grelha. Esta incisão é perpendicular à linha entre a espinha ilíaca antero-superior e a terra do umbigo e transecta o ponto de McBurney. É muito mais oblíqua, permite um bom acesso, mas dá um resultado cosmético mais fraco (O'Connell 2000).

Através de uma tração suave do ceco, o apêndice e o pólo inferior do ceco podem normalmente ser retirados da ferida. Agarrar o mesoapêndice perto do seu ápice com um par de pinças de Babcock dá início à apendicectomia. O mesoapêndice deve ser dividido entre pinças de mosquito e ligado com uma sutura absorvível (O'Connell 2000). Uma fotografia de um apêndice inflamado ressecado é apresentada na Fig. 8. Se o apêndice estiver na região retro-cecal alta, a sua remoção pode ser difícil. Deve ser efectuada uma dissecção retrógrada (isto é, ligadura e divisão da base do apêndice inicialmente) e depois a mobilização do apêndice distalmente. O mesoapêndice é clampeado e dividido à medida que a dissecção prossegue para cima, atrás do ceco.

B) APENDICECTOMIA LAPAROSCÓPICA:

As técnicas de cirurgia laparoscópica foram desenvolvidas para a apendicectomia e estão a ser adaptadas para utilização em crianças. As suas vantagens são a localização fácil e rápida do apêndice, independentemente da sua localização, a capacidade de explorar toda a cavidade abdominal através dos portais laparoscópicos utilizados para a remoção do apêndice, a capacidade de lavar completamente a cavidade peritoneal contaminada e a redução da incidência de abcessos intraperitoneais. Além disso, a apendicectomia laparoscópica está associada a menos cicatrizes cutâneas e a um regresso mais rápido à função intestinal e às actividades normais (O'Connell 2000).

C) APENDICECTOMIA RETRÓGRADA:

Se o apêndice estiver na região retrocecal alta, a sua remoção pode ser difícil. A dissecção retrógrada deve ser realizada (ou seja, ligadura e divisão da base do apêndice inicialmente) e depois a mobilização do apêndice distalmente. O mesoapêndice é pinçado e dividido à medida que a dissecção prossegue para cima, atrás do ceco.

3.11.3 CUIDADOS PÓS-OPERATÓRIOS:

Os fluidos intravenosos são mantidos até que o íleo pós-operatório se resolva, como indicado pelo retorno do som intestinal.

4. MATERIAIS E MÉTODOS

4.1 TIPO DE ESTUDO:

Duas abordagens de diagnóstico foram validadas contra os achados histopatológicos. Este estudo prospetivo de tipo comparativo foi efectuado em crianças até aos 12 anos de idade admitidas no hospital com o diagnóstico provisório de apendicite aguda.

4.2 LOCAL DO ESTUDO: O estudo foi efectuado no Hospital Shishu (Infantil) de Dhaka.

4.3 DURAÇÃO DO ESTUDO: O estudo foi realizado de janeiro de 2004 a abril de 2005, um período de 16 meses.

4.4 CRITÉRIOS DE SELEÇÃO DOS CASOS:

- **Critérios de inclusão:**

- Idade até aos 12 anos.

- Diagnóstico provisório de apendicite aguda

- **Critérios de exclusão:**

- Doente em que a cirurgia não foi efectuada.

- Se o relatório histopatológico não estiver disponível.

- Abcesso do apêndice, massa do apêndice.

4.5 CONCEPÇÃO DO ESTUDO:

Antes do início deste estudo, a comissão de teses do Bangladesh Institute of Child Health (chefiada pelo diretor académico, chefe do departamento de cirurgia pediátrica, chefe do departamento de pediatria e chefe do departamento de patologia) aprovou o protocolo da tese. O objetivo específico deste estudo foi avaliar a sensibilidade, a especificidade e a exatidão do diagnóstico da MAS e da

PAS em todos os doentes, sem influenciar o tratamento. O médico assistente fez normalmente um diagnóstico provisório. O médico assistente, o cirurgião residente ou o consultor avaliaram posteriormente todos os casos. Foi assim efectuado um diagnóstico provisório de apendicite aguda. Após a admissão, foi preenchida uma ficha de dados previamente elaborada com a história clínica, incluindo o estatuto socioeconómico (não pobre e pobre), o exame físico e os exames laboratoriais. Investigações relevantes como Hb, TC, DC, ESR e PBF foram efectuadas em todos os doentes. Outras investigações como Urina R/M/E, Radiografia simples do abdómen e USG do abdómen também foram feitas em alguns dos doentes.

Durante este período de 16 meses, foram avaliados 106 doentes com suspeita de apendicite aguda. Destes, 97 doentes foram submetidos a cirurgia e 9 doentes foram tratados de forma conservadora. Dos 97 doentes, 90 amostras foram enviadas para exame histológico. Os critérios histológicos positivos (apêndice positivo) de apendicite aguda exigiam a demonstração de infiltração de células inflamatórias agudas na parede do apêndice. Apenas 85 relatórios histológicos estavam finalmente disponíveis e foram incluídos neste estudo.

4.6 MÉTODO DE AMOSTRAGEM: Todos os casos disponíveis foram seleccionados para este estudo.

4.7 TAMANHO DA AMOSTRA:

O número de pacientes em estudo foi de 85.

4.8 MÉTODOS DE INVESTIGAÇÃO:

Para este estudo, foram utilizados os seguintes métodos de investigação:

1. Questionário geral.

2. ModifiedAlvardoScore

3. Apendicite pediátrica Pontuação

4.9 PROCEDIMENTO DE RECOLHA DE DADOS:

1) Foi obtido um consentimento informado dos tutores legais dos indivíduos incluídos no estudo. Foi-lhes explicada a natureza da doença, as investigações e as suas possíveis complicações, bem como as modalidades de tratamento.

2) Os dados foram recolhidos numa folha de recolha de dados previamente concebida, através da anamnese, de um exame clínico meticuloso e de investigações relevantes. Em seguida, compararam-se os resultados da EAM, PAS e histopatológicos.

4.10 PONTUAÇÃO DE ALVARDO MODIFICADA: Descrito anteriormente na revisão da literatura.

4.11 ESCORE DE APENDICITE PEDIÁTRICA: Descrito anteriormente na revisão da literatura.

4.12 GESTÃO DE DADOS:

Na admissão, o doente foi avaliado utilizando as pontuações MAS e PAS e registado na folha de dados. Após a recolha de dados, a edição foi efectuada manualmente e preparada para a entrada de dados, que será feita utilizando o programa informático SPSS.

4.13 ANÁLISE DE DADOS:

A análise dos dados foi efectuada utilizando métodos estatísticos padrão. Para determinar e comparar a sensibilidade, especificidade e exatidão diagnóstica da MAS e PAS com os achados histológicos na apendicite aguda, foram utilizadas as seguintes fórmulas

Sensibilidade = TP X 100% / (TP+FN).

Especificidade = TNx 100% / (TN+FP).

Precisão = (TP + TN) x 100% / (TP+TN+FP+FN).

Em que, **TP** = Verdadeiro positivo, **TN** = Verdadeiro negativo, **FP** = Falso positivo, **FN** = Falso negativo.

5. Observação e resultado

5.1 ESTUDAR a POPULAÇÃO:

Este estudo foi efectuado em 85 crianças. No total, 106 pacientes foram admitidos com suspeita de apendicite aguda. Destes, 97 foram operados e 9 casos foram tratados de forma conservadora. Foram enviadas 90 amostras para estudo histopatológico e 7 amostras não foram enviadas. Os relatórios histopatológicos estavam disponíveis em 85 casos e 5 relatórios não foram enviados (Fig. 2: Fluxograma).

Fig2: Fluxograma da apendicite aguda

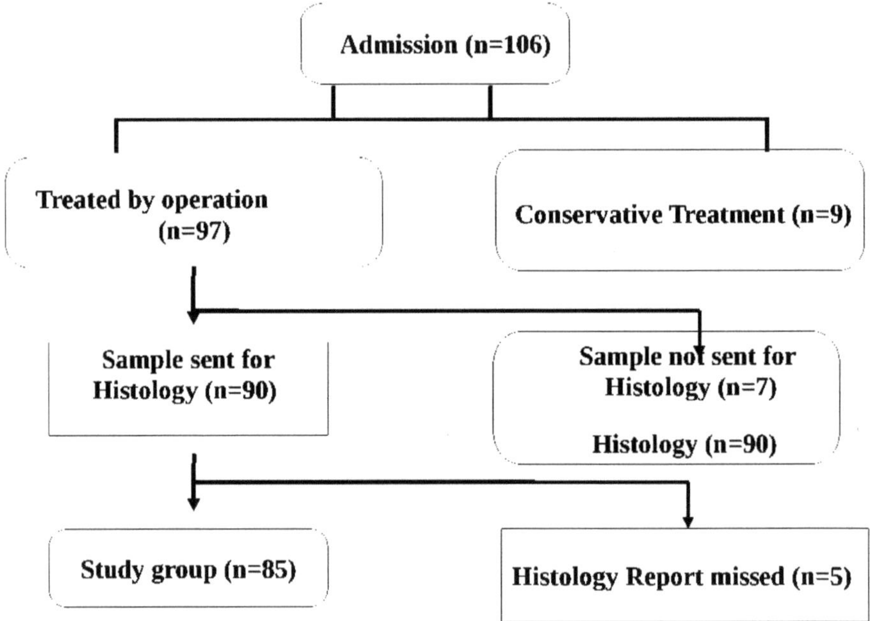

5.2 INCIDÊNCIA HOSPITALAR:

O total de admissões durante este período de 16 meses no departamento de cirurgia foi de 2763. Destes, um total de 106 (3,83%) doentes foram admitidos com o diagnóstico provisório de apendicite aguda e, finalmente, 85 casos com relatório histológico foram incluídos neste estudo (Fig. 3).

FIG 3: HOSPITAL INCIDENCE

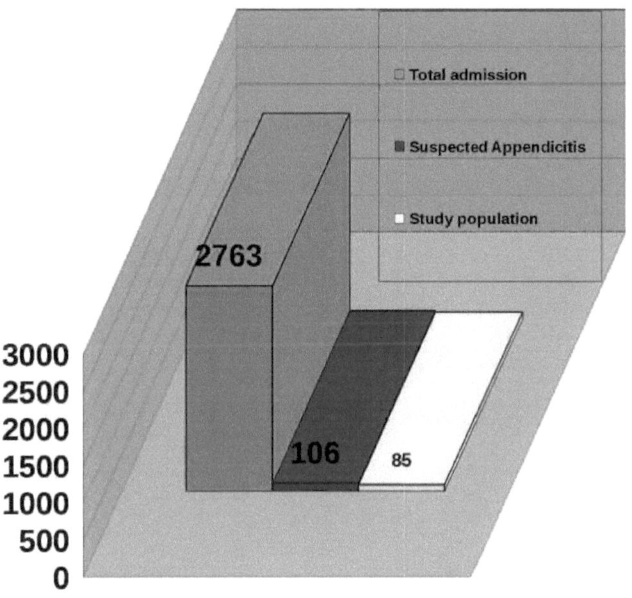

5.3 DISTRIBUIÇÃO ETÁRIA:

A idade das crianças variava entre os 2 e os 12 anos. A idade média dos casos de apendicite foi de 7,67 ± 2,69 contra 8,44 ± 3,28 anos nos casos sem apendicite (P>0,10). A idade da maioria dos doentes (87%) que apresentavam apendicite aguda era superior a 5 anos. Cerca de 57% das crianças estavam incluídas no grupo etário dos 5-10 anos. A apendicite aguda foi menos frequente (13%) abaixo dos 5 anos de idade (Fig. 4).

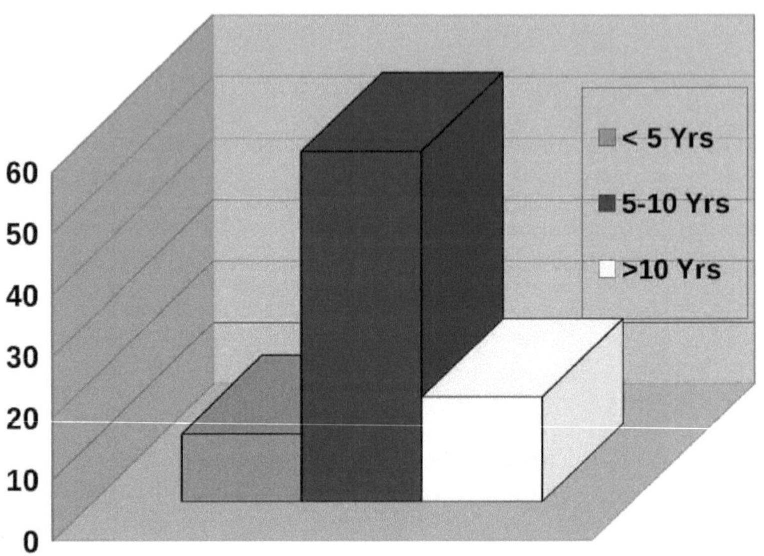

5.4 DISTRIBUIÇÃO POR SEXO:

Havia 51 rapazes (60%) e 34 raparigas (40%) com um rácio de homens para mulheres de 1,5:1 (Fig. 5). Entre os 51 rapazes, 42 (63,6%) eram histologicamente positivos e 9 (47,4%) eram casos negativos. Entre as 34 raparigas, 24 (36,4%) eram histologicamente positivas e 10 (52,6%) eram negativas.

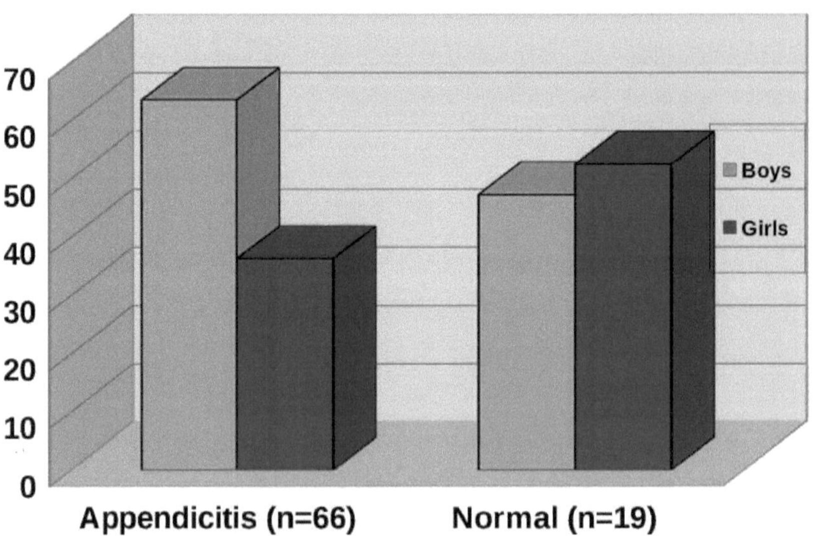

FIG. 5: DISTRIBUIÇÃO POR SEXO DOS DOENTES (N =85)

5.5 ESTATUTO SOCIOECONÓMICO:

O estatuto socioeconómico é classificado em grupos de meio-pobres e pobres. 17 (20%) doentes provinham de uma família pobre e 68 (80%) de uma família pobre ao meio-dia (Fig. 6). O rendimento mensal das diferentes classes é apresentado na legenda (B.B.S. 2002 & Choudhury 1996).

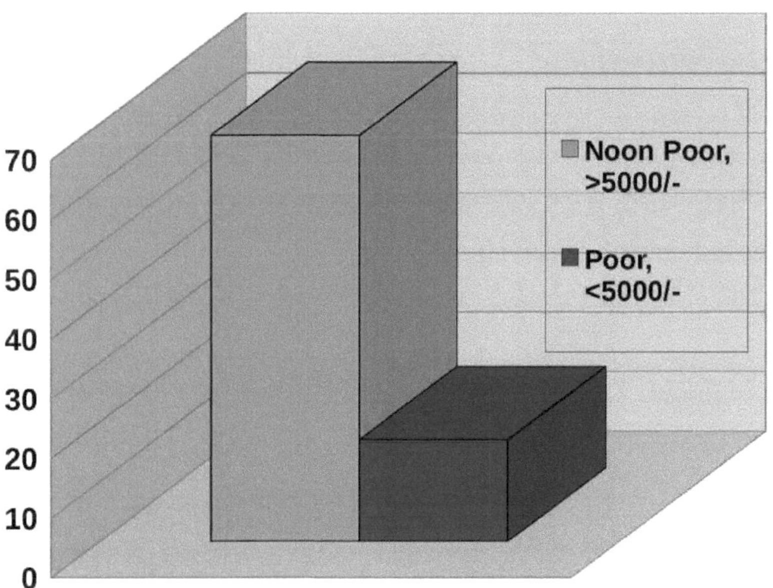

5.6 INTERVALO ENTRE A ADMISSÃO E O EXAME:

Nesta série, a maioria dos doentes 63 (74,12%) foi examinada nas 2 horas seguintes à admissão e os resultados clínicos foram registados na folha de recolha de dados. Cerca de 19% dos doentes foram examinados 6 horas após a admissão (Quadro IV). Estes doentes foram admitidos após as 22 horas da noite e a anamnese e o exame foram efectuados pelo médico de serviço, que os explicou juntamente com a folha de dados. Estes doentes foram novamente examinados na manhã seguinte por mim e correlacionados com os resultados do médico de serviço.

Quadro IV: Intervalo entre a admissão e o exame.

Intervalo de tempo	Casos (n=85)	Percentagem (%)
0-2 horas	63	74.12

2-4 horas	3	3.53
4-6 horas	3	3.53
6-8 horas	13	15.29
8-10 horas	3	3.53
Total	85	100.00

5.7 ACHADOS CLÍNICOS DA APENDICITE AGUDA:

SINTOMAS DE APENDICITE AGUDA:

A dor migratória da RIF esteve presente em 54 (63,52%) casos. O sintoma mais comum, a anorexia, esteve presente em 81 (95,24%) casos e náuseas e vómitos em 69 (81,18%). A Tabela V mostra os sintomas que têm valores de pontuação (1 de cada sintoma).

Tabela V: Sintomas de apendicite aguda (n=85)

Sintomas	Casos	Percentagem (%)	Pontuação	
			MAS	PAS
Dor RIF migratória	54	63.52	1	1
Anorexia	81	95.24	1	1
NáuseasZVómitos	69	81.18	1	1

SINAIS DE APENDICITE AGUDA:

Todos os doentes (100%) apresentavam sensibilidade no RLQ. A sensibilidade à rigidezZrebound estava presente em 67 (78,82%) casos, a temperatura elevada/pirexia em 58 (68,24%) casos, o sinal de Rovsing em 62 (72,94%) casos e a sensibilidade à percussão (Fig. 7) em 69 (81,18%) casos. A Tabela VI mostra os sinais com os respectivos valores de pontuação.

Tabela VI: Sinais de apendicite aguda (n=85)

Sinais	Casos	Percentagem (%)	Pontuação	
			MAS	PAS
Ternura em RLQ	85	100.00	2	2
RigidezZTernura de contração	67	78.82	1	
Elevação da temperatura /Pirexia	58	68.24	1	1

Sinal de Rovsing	62	72.94	1	
Sensibilidade à percussão	69	81.18		2

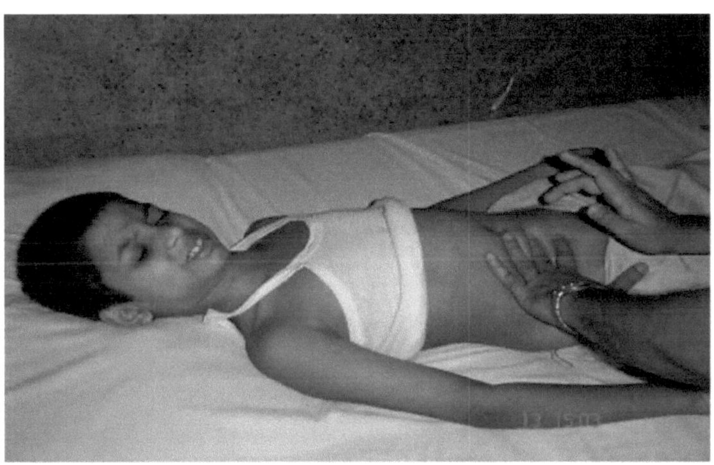

Fig7: Ternura à percussão com expressão facial.

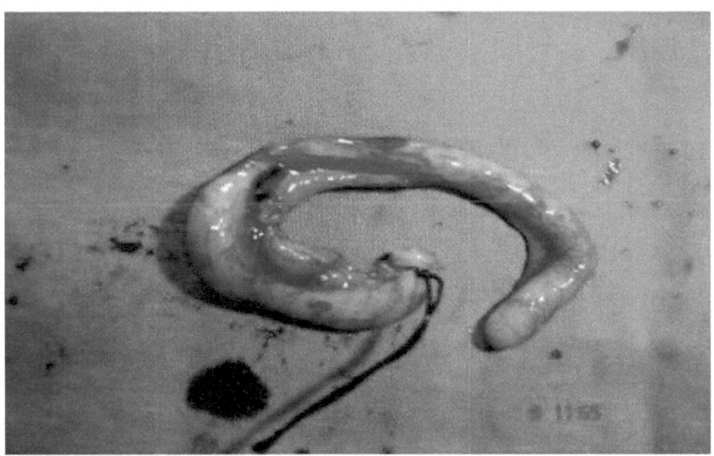

Fig8: Apêndice inflamado ressecado para histopatologia.

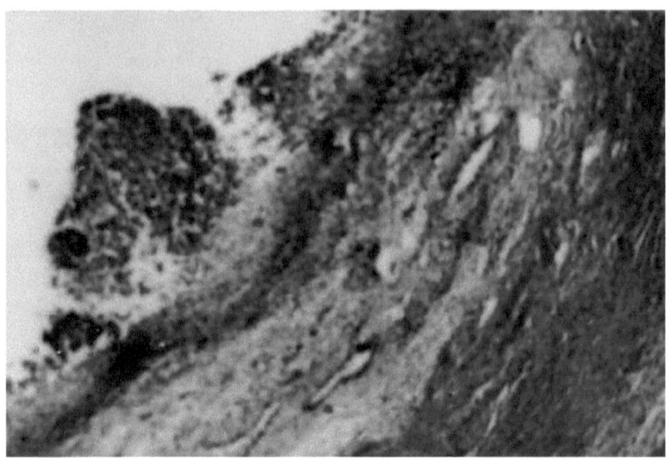

Fig. 9: Aspeto histopatológico da apendicite aguda com pontuação 10 (vista de baixa potência).

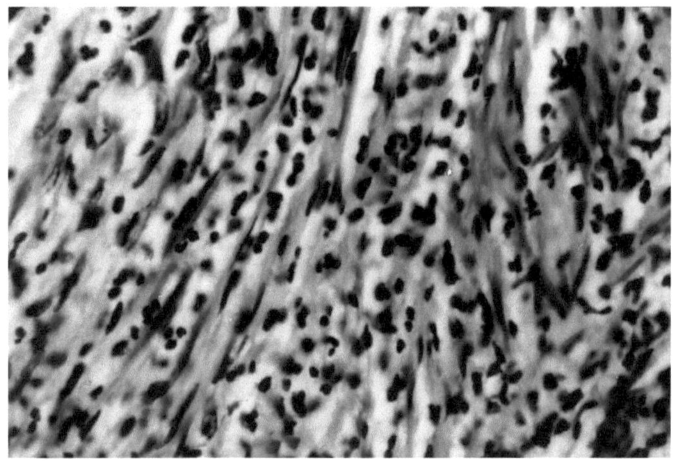

Fig 10 : Aspeto histopatológico da apendicite aguda

com pontuação 10 (vista de alta potência).

5.8 INVESTIGAÇÃO LABORATORIAL:

O exame de sangue para hemoglobina, CT, DC e ESR foi feito em todos os pacientes. A leucocitose (≥10.000/c.mm) ocorreu em 75 (88,24%) casos e a neutrofilia em 50 (59%) casos. A Tabela VII mostra os resultados laboratoriais com os respetivos valores de pontuação.

Tabela VII: Investigação laboratorial (n=85)

Investigações	Casos	Percentagem (%)	Pontuação	
			MAS	PAS
Leucocitose	75	88.24	2	1
Neutrofilia	50	58.82		1

5.9 ACHADOS HISTOPATOLÓGICOS:

A histopatologia é o padrão de ouro para o diagnóstico confirmatório da apendicite aguda (Fig. 9 e 10). A apendicite aguda comprovada por histopatologia esteve presente em 66 (77,65%) casos e não houve apendicite em 19 (22,35%) casos (Quadro VIII). Assim, a taxa de apendicectomia negativa é de cerca de 22,35%, o que se correlaciona com a MAS (Al-Fallouji 1998).

Tabela VIII: Achados histopatológicos.

Histopatologia	Casos (n=85)	Percentagem (%)
Positivo (Características de apendicite aguda)	66	77.65
Negativo (Sem características de apendicite aguda)	19	22.35
Total	85	100

5.10 AVALIAÇÕES COMPARATIVAS DE INDICADORES DE DIAGNÓSTICO

DE MAS & PAS COM ACHADOS HISTOLÓGICOS:

A sensibilidade, a especificidade e a exatidão do diagnóstico dos sintomas, sinais e investigação laboratorial são apresentadas no Quadro IX.

Tabela IX: Comparação dos indicadores de diagnóstico com a histologia (n=85)

Indicadores de diagnóstico	Pontuação	Total-85	Apêndice positivo ix	Apêndice negativo	Sensível -idade (%)	Específico -idade(%)	Diagrama. Accura y %c0
Dor migratória RIF	MAS-1	Atualidade-60	52	8	78.79	57.89	74.12
	PAS-1	Ausentes-25	14	11			
Anorexia	MAS-1	Atualidade-81	66	15	100	21.05	82.35
	PAS-1	Ausentes-4	0	4			

Nauea/ vómitos	MAS-1 PAS-1	Atualidade-69 Ausentes - 16	56 10	13 6	84.85	31.58	72.94
Ternura em RLQ	MAS-2 PAS-2	Presente-85 Ausente-0	66 0	19 0	100	0	77.94
Rigidez &/RT	MAS-1 PAS-0	Presente-67 Ausentes-18	60 6	7 12	90.91	63.15	84.70
Temperatura elevada/pirexia	MAS-1 PAS-1	Presente-58 Ausentes-27	52 14	6 13	78.79	68.42	76.47
Sinal de Rovsing	MAS-1 PAS-0	Presente-62 Ausentes-23	59 7	3 16	89.39	84.21	88.24
Sensibilidade à percussão	MAS-0 PAS-2	Atualidade-69 Ausentes - 16	65 1	4 15	98.48	78.95	94.12
Leucocitose	MAS-2 PAS-1	Presente-75 Ausentes-10	63 3	12 7	95.45	36.84	82.35
Neutro philia	MAS-0 PAS-1	Presente-50 Ausentes-35	45 21	5 14	68.18	73.68	69.41

5.11 RELAÇÃO ENTRE OS ACHADOS HISTOLÓGICOS E MASTIGATÓRIOS:

Os MAS foram divididos em 3 grupos de acordo com a interpretação das pontuações (Tabela X). Apenas um (1,18%) caso estava presente no grupo de tratamento conservador (pontuação 1-4), vinte (23,53%) casos no grupo duvidoso (pontuação 5-7) e sessenta e quatro (75,29%) casos no grupo definitivo (pontuação 8-10), que incluía a maior parte dos doentes. No grupo definitivo, 61 casos são verdadeiros positivos e 3 casos são falsos positivos e no grupo duvidoso, 15 casos são verdadeiros negativos e 5 casos são falsos negativos. Um caso no grupo negativo é verdadeiro negativo.

Tabela X: Relação entre os achados histológicos e da EAM.

Histopatologia	Pontuação MAS					
	Negativo (1-4)		Duvidoso (5-7)		Definitivo (8-10)	
	Não.	%	Não.	%	Não.	%
Positivo (n=66)	0	0	5	7.6	61	92.4
Negativo (n=19)	1	5.3	15	78.9	3	15.8

| Total (n=85) | 1 | 1.18 | 20 | 23.53 | 64 | 75.29 |

5.12 RELAÇÃO ENTRE OS ACHADOS HISTOLÓGICOS E DE PAS:

As PAS também foram divididas em 3 grupos de acordo com a interpretação das pontuações (Tabela XI). Dez (11,76%) casos estavam presentes no grupo de tratamento conservador (pontuação ≤ 5), 15 casos no grupo duvidoso (pontuação 6-7) e 60 casos no grupo definitivo (pontuação 8-10), que também incluiu a maior parte dos pacientes (70,59%). No grupo definitivo, 60 casos são verdadeiros positivos e no grupo duvidoso, 9 casos são verdadeiros negativos e 6 casos são falsos negativos. Dez casos no grupo negativo são verdadeiros negativos.

Tabela XI: Relação entre os achados histológicos e do PAS.

Histopatologia	Pontuação PAS					
	Negativo (≤5)		Duvidoso (6-7)		Definitivo (8-10)	
	Não.	%	Não	%	Não.	%
Positivo (n=66)	0	0	6	9.1	60	90.9
Negativo (n=19)	10	52.6	9	47.4	0	0
Total (n=85)	10	11.76	15	21.18	60	70.59

5.13 RELAÇÃO ENTRE O ACHADO HISTOLÓGICO E

MAS & PAS FINDING OFACUTE APPENDICITIS:

O estudo histológico mostra que 66 casos eram de apendicite aguda e 19 casos eram normais. Na EAM, 61 eram verdadeiros positivos e 3 eram falsos positivos com uma pontuação de 8-10 e 16 eram verdadeiros negativos e 5 eram falsos negativos com uma pontuação de ≤5-7 (Quadro XII). No PAS, 60 pacientes foram verdadeiros positivos e não houve falso positivo dentro da pontuação de 8-10 e 19 pacientes foram verdadeiros negativos e 6 foram falsos negativos dentro da pontuação de ≤ 5-7 (tabela XIII).

a) Constatação MAS:

Table XII: Achados histopatológicos e de MAS (n=85)

Achados histológicos	Constatação da pontuação MAS					
			Aplicação clínica. (8-10)		Não aplicação clínica(1-7)	
	Não	%	Não	%	Não	%

| Positivo | 66 | 77.6 | 61 | 92.4 | 5 | 7.6 |
| Negativo | 19 | 22.4 | 3 | 15.8 | 16 | 84.2 |

b) **PASfinding:**

Table XIII: **Achados histopatológicos e PAS (n=85)**

Achados histológicos			Resultado da pontuação PAS			
			Aplicação clínica (8-10)		Não aplicação clínica (≤5-7)	
	Não	%	Não	%	Não	%
Positivo	66	77.6	60	90.9	6	9.1
Negativo	19	22.4	0	0	19	100

5.14 ANÁLISE ESTATÍSTICA DE MAS & PAS:

A sensibilidade do MAS é de 92,42% e a do PAS é de 90,91%. A especificidade da MAS e da PAS é de 84,21% e 100%, respetivamente. A exatidão do diagnóstico do PAS e do MAS é de 92,94% e 90,59%, respetivamente (quadro XIV).

Quadro XIV: Análise estatística de MAS e PAS

Sistema de pontuação	Sensibilidade (%)	Especificidade (%)	Diagnóstico Exatidão (%)
MAS	92.42	84.21	90.59
PAS	90.91	100.00	92.94

Fórmula:

Sensibilidade: TP x 100% / TP + FN = 92,42% (MAS), 90,91% (PAS)

Especificidade: TN x 100% / TN + FP = 84,21% (MAS), 100% (PAS)

Precisão: (TP + TN) x 100% / (TP + TN + FP + FN)

= 90,59% (MAS), 92,94% (PAS)

6. DISCUSSÃO

O diagnóstico da apendicite aguda baseia-se principalmente na anamnese e no exame clínico e continua a ser um grande problema, apesar dos nossos melhores esforços (Al-Fallouji 1998). Embora o quadro clássico seja bem conhecido de todos os pediatras, médicos de clínica geral e cirurgiões, apenas um pouco mais de metade dos doentes com apendicite apresentam esta história clássica e os achados físicos (Steven 2004). Existe ainda uma morbilidade apreciável e, ocasionalmente, que pode estar relacionada com a incapacidade de efetuar um diagnóstico precoce (Alvardo 1986).

Por medo das complicações de uma apendicite não diagnosticada, os cirurgiões criaram para si próprios uma zona de segurança cirúrgica que lhes permite aceitar impunemente uma taxa de apendicectomia negativa de 15-30% (Hoffmann 1989, Kotimeier 1986).

A taxa de apendicectomia negativa, apesar da observação ativa no hospital, é elevada (Surana 1995), mas estas taxas não são apoiadas pela literatura recente (Hoffmann 1989) que discute uma taxa negativa que varia entre 1% e 10% (Kathryn 1998).

Nos últimos anos, foram desenvolvidos vários sistemas de pontuação, num total de cerca de 12, para ajudar no diagnóstico precoce da apendicite aguda e para reduzir a apendicectomia negativa (Ohman 1995). Entre eles, destacam-se o Alvardo score (AS), o MAS e, por último, o PAS (Madan 2002). A AS e a MAS foram aplicadas em todos os grupos etários, não se limitando apenas ao grupo etário pediátrico. A exatidão do MAS em crianças foi estudada por Matin (2001) no DSH. O PAS foi proposto por Samuel Madan (2002) para avaliar exclusivamente doentes do grupo etário pediátrico com suspeita de apendicite aguda.

O nosso estudo consiste na comparação entre a MAS e a PAS como ferramentas de diagnóstico para a suspeita de apendicite aguda em crianças. Nesta série, a suspeita de apendicite aguda representou 3,83% do total de admissões cirúrgicas pediátricas. Embora não reflicta a incidência real de apendicite em crianças no Bangladesh, pode assumir-se que é representativa desta doença entre as crianças no Hospital Shishu de Dhaka. Inicialmente, foram incluídos no estudo 106 doentes. Posteriormente, alguns doentes foram excluídos por não corresponderem ao objetivo do estudo. Finalmente, foram seleccionados para este estudo 85 doentes com relatórios histológicos. Todos os doentes foram avaliados simultaneamente com os instrumentos MAS e PAS após a admissão no hospital. A decisão operatória foi tomada pelo escrivão ou pelos consultores nos pontos clínicos e não foi influenciada pela pontuação, que foi mantida cega para eles.

Neste estudo, a idade dos doentes variou entre os 2 e os 12 anos. A maioria dos doentes (87%) tinha mais de 5 anos, o que é consistente com os estudos de Matin (2001), Alvardo (1986), Choudhury (1996) e Huq (1998). Cinquenta e sete por cento dos doentes tinham entre mais de 5 e 10 anos e a incidência de apendicite aguda em idade pré-escolar ($\leq$ 5 anos) foi muito baixa (13%), o que é consistente com Stevenson (2003). Os sistemas de pontuação podem ser aplicados a todos eles. Este estudo mostra que a idade não é uma barreira para a aplicação destes sistemas de pontuação.

O número de rapazes era de 51 (60%) e o de raparigas 34 (40%), com um rácio de 1,5:1. A predominância masculina também foi observada por Matin (2001), Choudhury (1996), Huq (1998), Alvardo (1986), Pearl (1995), Berry (1984) e Fyfe (1995). Entre os apêndices positivos comprovados histologicamente (66), o sexo masculino foi de 63,6% e o feminino de 36,4%, e entre os apêndices negativos (19), o sexo masculino foi de 47,4% e o feminino de 52,6%. Isto mostra que a incidência de apendicectomia positiva é menor e a de apendicectomia negativa é maior no sexo feminino. Estes resultados estão em consonância com os estudos de Pearl (1995), Berry (1984), Kalan (1994) e Jaffe (2005). Macklin (1997) mostra que a sensibilidade e a especificidade da EAM nas mulheres é menor do que nos homens.

Nesta série, a maioria dos doentes (80%) provinha de um estatuto socioeconómico não pobre, com um rendimento mensal de Tk.>5000/- (BBS 2002 & Bhuiyan 2005). Dezassete (20%) doentes provinham de um estatuto socioeconómico pobre com um rendimento mensal de Tk. <5000/-. Este estudo está correlacionado com o estudo de O'connell (2000), que mencionou que a apendicite aguda é mais comum em pessoas com estatuto socioeconómico mais elevado.

No nosso estudo, a maioria dos doentes (74,12%) foi examinada nas 2 horas seguintes à admissão. Cerca de 19% dos doentes foram examinados 6 horas após a admissão (Quadro I). Estes doentes foram admitidos após as 22 horas da noite e a anamnese e o exame foram efectuados pelo médico de serviço, que lhes explicou a situação juntamente com a folha de dados. Estes doentes foram novamente examinados na manhã seguinte por mim e correlacionados com as conclusões do médico de serviço.

A dor no abdómen esteve presente em 100% das crianças desta série. A Tabela IX mostra que a dor migratória da FIR estava presente em 54 (63,52%) casos. A sensibilidade da dor da FID migratória é de 78,79% e a especificidade é de 57,89%. Este estudo revela uma sensibilidade elevada, que se correlaciona com os resultados de Matin (2001) e Madan (2002), mas uma especificidade baixa, que se correlaciona com o estudo de Madan (2002).

A anorexia estava presente em 81 (95%) casos. Entre eles, 15 tinham um apêndice negativo.

Neste estudo, a anorexia apresenta uma sensibilidade de 100%, mas uma baixa especificidade (21,05%) e uma elevada exatidão de diagnóstico (82,35%) e estes resultados estão correlacionados com o estudo de Matin (2001) e Madan (2002).

As náuseas e os vómitos foram um sintoma unificado tanto na EAM como na EAP. Este sintoma esteve presente em 69 (79,76%) casos e, entre eles, 56 (65,88%) doentes tinham apêndice positivo, o que é consistente com os resultados de Fyfe (1994), mas este sintoma esteve presente num menor número de doentes nos estudos de Choudhury (1996) e Huq (1998). A sensibilidade da náusea/vómito é de 84,85% e a especificidade é de 31,58%. Estes resultados estão correlacionados com o estudo de Matin (2001) e Madan (2002).

Durante o exame clínico, todos os doentes apresentavam sensibilidade no RLQ com uma sensibilidade de 100%. Esta elevada sensibilidade está bem correlacionada com o estudo de Matin (2001) e Madan (2002). A rigidez e/ou a sensibilidade em ricochete apresentam-se como um sinal único na EAM, apesar de ser uma caraterística clínica particularmente dolorosa de provocar e resultar em dor indevida, perda de confiança e, em última análise, leva à perda de cooperação. Por conseguinte, este sinal físico não deve ser provocado em crianças e não deve ser concluído na PAS (Madan 2002). Em vez deste sinal, a sensibilidade à percussão foi concluída na PAS com uma pontuação de 2, mas a pontuação de rigidez e/ou sensibilidade de ressalto foi de 1 na MAS. A sensibilidade deste sintoma é de 90,91% e é consistente com o estudo de Matin (2001).

A sensibilidade à percussão na FIR foi utilizada como sinal na PAS com uma pontuação de 2, mas não na MAS. A sensibilidade deste sinal é de 98,48%, a especificidade é de 78,95% e a exatidão do diagnóstico é de 94,12%. Este estudo é consistente com o estudo de Madan (2002).

A elevação da temperatura/pirexia (>37,3º C/>99,14º **F)** é um sinal comum tanto na MAS como na PAS. A sensibilidade deste sinal é de 78,79% e a especificidade é de 68,42%, com uma exatidão diagnóstica de 76,47%. Estes resultados são consistentes com os de Alvardo (1995), Matin (2001), Madan (2002) e Fyfe (1994). O sinal de Rovsong foi incluído na MAS e a sensibilidade é de 89,39% e a especificidade é de 84,21%. A sensibilidade é consistente com o estudo de Matin (2001), mas não a especificidade.

Neste estudo, os resultados laboratoriais, leucocitose, estavam presentes em 75 (88,24%) doentes e são consistentes com os resultados de Kathryn (1998) e ausentes em 10 (11,76%) doentes. A sensibilidade é de 95,45%, com uma especificidade de 36,84% e uma exatidão de diagnóstico de 82,35%. Este resultado está bem correlacionado com o estudo de Alvardo (1986), Matin (2001) e Madan (2002).

Outro achado laboratorial que se conclui apenas na PAS é a neutrofilia. Estava presente em 50 (58,82%) doentes com uma sensibilidade de 68,18%, uma especificidade de 73,68% e uma exatidão de diagnóstico de 69,41%. Estes resultados são consistentes com o estudo de Madan (2002) e Alvardo (1986).

Nesta série, a apendicite aguda foi diagnosticada histologicamente em 66 casos e 19 casos eram normais num total de 85 casos. Neste estudo, a MAS sugeriu apendicite aguda definitiva para a pontuação 8-10 e 64 casos encontravam-se neste intervalo de pontuação. Entre eles, 61 casos eram verdadeiros positivos e 3 casos eram falsos positivos comprovados histologicamente. Entre os 21 casos de pontuação 1-7, 16 eram verdadeiros negativos e 5 eram falsos negativos. Assim, a sensibilidade, a especificidade e a exatidão do diagnóstico da MAS são de 92,42%, 84,21% e 90,59%, respetivamente, e estão correlacionadas com o estudo de Matin (2001) e Al-Fallouji (1998). O PAS sugeriu apendicite aguda definitiva para a pontuação 8-10 e 60 casos encontravam-se neste intervalo de pontuação. Entre eles, todos os 60 casos eram verdadeiros positivos e não houve nenhum caso falso positivo. Dos 25 casos de pontuação 1-7, 19 eram verdadeiros negativos e 6 eram falsos negativos. Assim, a sensibilidade, a especificidade e a exatidão do diagnóstico do PAS são 90,91%, 100% e 92,94%, respetivamente, e estes resultados estão correlacionados com o estudo de Madan (2002). Nestes dois sistemas de pontuação, a sensibilidade, a especificidade e a exatidão do diagnóstico são elevadas. No presente estudo, o PAS é melhor do que o MAS, uma vez que a especificidade e a exatidão do diagnóstico são superiores no PAS.

Tanto a MAS como a PAS recomendaram o internamento e o acompanhamento rigoroso para uma pontuação entre 5-7 e 20 doentes estavam na MAS e 15 doentes estavam na PAS dentro desta pontuação. Entre estes 20 doentes da MAS, 15 eram verdadeiros negativos e 5 eram falsos negativos e entre os 15 doentes da PAS, 9 eram verdadeiros negativos e 6 eram falsos negativos.

A hospitalização não foi recomendada para a pontuação 1-4 na MAS e para a pontuação $\leq$ 5 na PAS e 1 paciente estava na MAS e 10 pacientes estavam na PAS. Todos eles foram verdadeiramente negativos para apendicite aguda.

O estudo foi efectuado num pequeno número de doentes e mostra que a utilização destes sistemas de pontuação nestes doentes proporciona um elevado grau de sensibilidade e especificidade. Estas ferramentas de pontuação são de fácil aplicação, uma vez que se baseiam apenas na história clínica, no exame e numa investigação simples.

As vantagens do quadro numérico organizado destes sistemas de pontuação são:

i)   Estes sistemas podem ser utilizados com segurança por médicos de clínica geral, pediatras e cirurgiões para decidir se devem encaminhar um doente para o hospital. No serviço de urgência ou no serviço de ambulatório, este sistema de pontuação simples, baseado na clínica, ajuda o médico a tomar uma decisão sobre o internamento. Pode ser tomada uma decisão exacta quanto a uma apendicectomia imediata ou a um período de observação.

ii)   Estas ferramentas de pontuação são dinâmicas e podem ser aumentadas ou diminuídas aquando de uma reavaliação.

iii)   Após repetidos exames durante o período de observação em regime de internamento, os médicos sabem exatamente o que procurar.

iv)   Fácil de utilizar.

v)   Não necessita de qualquer equipamento especial.

vi)   Não necessita de conhecimentos especializados.

vii)   Não há custos adicionais.

viii)   Reduzir a taxa de apendicectomia negativa sem aumentar a taxa de complicações.

Este estudo mostra que tanto a MAS como a PAS proporcionam um elevado grau de precisão no diagnóstico de apendicite aguda em crianças, mas o grau de precisão é mais elevado na PAS do que na MAS.

7. RESUMO

O objetivo deste estudo prospetivo é comparar dois instrumentos de diagnóstico, MAS e PAS, para reduzir a taxa de apendicectomia negativa em crianças através do diagnóstico e tratamento precoces. Inicialmente, foram estudados 106 doentes com suspeita de apendicite aguda durante o período de janeiro de 2004 a abril de 2005. Posteriormente, alguns casos foram excluídos por não corresponderem ao objetivo do estudo. Finalmente, 85 doentes com relatórios histopatológicos foram seleccionados para este estudo. Todos os doentes foram avaliados simultaneamente com os instrumentos MAS e PAS após a admissão e depois foram operados.

A idade das crianças variava entre os 2 e os 12 anos, com um rácio de homens e mulheres de 1,5:1. No total, 66 espécimes eram histopatologicamente positivos e 19 eram negativos num total de 85. Tanto a MAS como a PAS sugeriram apendicite aguda definitiva para uma pontuação que variava entre 8 e 10. No nosso estudo, a taxa de apendicectomia negativa é de 22,35%. Se aplicássemos estes dois sistemas de pontuação para o diagnóstico e o tratamento da apendicite aguda, a taxa de apendicectomia negativa diminuiria para 4,69% na MAS e para zero% na PAS, cumprindo assim o objetivo (taxa de apendicectomia negativa inferior a 5%) proposto por Madan (2002) durante a formulação da PAS.

A análise estatística revela uma elevada sensibilidade, especificidade e exatidão da MAS e da PAS. Mas a PAS é mais exacta do que a MAS em termos de especificidade e precisão. Assim, este estudo valida a hipótese que era[i] PAS é um guia exato para o diagnóstico de apendicite aguda em crianças'.

8. CONCLUSÃO

Este estudo mostrou a validação histopatológica do Modified Alvardo Score (MAS) e do Pediatric Appendicitis Score (PAS) no diagnóstico de apendicite aguda em crianças. Estes sistemas de pontuação organizados dão-nos uma orientação exacta sobre a hospitalização, observação e indicação de apendicectomia imediata em crianças e estes sistemas de pontuação baseiam-se principalmente em análises clínicas e sanguíneas simples que estão disponíveis. Assim, este estudo recomenda ao pediatra, ao médico de clínica geral, aos cirurgiões pediátricos e gerais que sigam qualquer uma das linhas de orientação. Embora o PAS seja melhor do que o MAS para o diagnóstico e tratamento da apendicite aguda em crianças, devido à sua maior especificidade e exatidão, ambos podem ser aplicados na prática.

9. REFERÊNCIA

Al-Fallouji, M.A.R. 1998, *Postgraduate Surgery,* Butterworth Heinemann, Londres.

Alvardo, A. 1986,[i] A practical score for the early diagnosis of acute appendicitis', *Annals OfEmergency Medicine,* Vol. 15, No 5, pp. 557-564.

Arnbjornsson, E. & Bengmark S. 1984, iRole of Obstruction in the Pathogenesis of Acute Appendicitis', *The American Journal of Surgery,* Vol.147, PP. 390-392.

Berry, J. & Malt, R.A. 1984, iAppendicitis Near Its Centenary', *Ann. Surg,* vol. 200, No 5, pp. 567-575.

Bhuiyan, M.A.H. 2005. iOutcome *of use of irradiated Polyglactin 910 in comparison to Polypropylene for skin closure in primary Cleft Lip repair in children",* tese de mestrado, BSMMU, Bangladesh.

Browse, N.L., 1984, iAcute appendicitis', In *an introduction to the Symptoms & Signs of Surgical Disease,* ed Norman L. Browse, Edward Arnold Publishers, London, pp. 344-345.

Choudhury, S.Y. 1996, iAcute *appendicitis in children-clinical features, diagnosis and management,* Tese de Mestrado, Universidade de Dhaka, Bangladesh.

Coran, A.G. 2004, 'Appendix', In *Principles of Pediatric surgery,* James A. O'Neill. Jr. Mosby Publisher, EUA, pp. 565-572.

Ed Bangladesh Bureau of Statistics, 2002. *"Income and Expenditure", Report of the Poverty Monitoring Survey,* maio de 1999, pp. 19-37.

Eskelinen, M., Ikonen, J. e Lipponen, p. 1992, "A computer-based diagnostic score to aid in diagnosis of acute appendicitis", *Theoretical Surgery,* Vol. 7, pp. 86-90.

Fyfe A.H.B. 1994, "Acute appendicitis", em *Surgical emergencies in children,* eds Raine, A.P.M, Azmy, A.F. & Forrester Cockburn, Butterworth Heinemann publications, London, pp. 78-91.

Gallego, M.G., Fadrique, B., Neito, M.A., Calleja, S., Fernandez-Acenero, M.J., Gonzalez G.A.J. & Manzanares J.J. 1998. Evaluation of ultrasonography and clinical diagnostic scoring in suspected appendicitis", *British Journal of Surgery,* Vol. 85, pp. 37-40.

Glover, W.J. 1988, "The human vermiform appendix", *Technical Journal Archive,* Vol. 3, No 1, pp. 31-38.

Goodman, D.A., Goodman, C.B. & Monk J.S. 1995, 'Use of the NeutrophiliLymphocyte Ratio in the Diagnosis of Appendicitis', *TheAmerican Surgeon,* Vol. 61 No 3, pp. 257-259.

Gurleyik, E. Gurleyik G. & Unalmiser, S. 1995, 'Accuracy of serum C- Reactive Protein measurements in diagnosis of Acute Appendicitis compared with Surgeon's clinical impression'. *Dis Colon Rectum*, vol.38, no.12, pp. 1270-1274.

Hoofmann, J. & Rasmussen, 0.0. 1989, "Aids in the diagnosis of acute appendicitis", *Br. J. Surg*, Vol. 76 pp. 774-779.

Huq, M.A. 1998, *Role of ultrasonogram in the diagnosis of acute appendicitis in children'*, MS Thesis, University of Dhaka, Bangladesh.

Incesu, L., Coskun, A., Selcuk, M.B., Akan, H., Sozubir, S. & Bernay, F. 1997, 'Acute Appendicitis: MR Imaging and Sonographic Correlation", *AJR*, Vol. 168, pp.669-674

Jaffe, B.M & Berger, D.H. 2005, 'The Appendix', In *Schwartz's Principles of Surgery*, eds Brunicardi F. C., Anderson, D.K., Billiar, T.R., Duna, D.L., Hunter J.G. & Pollock, R.E., McGraw-Hill, NewYork, pp. 119-1137.

Kalan, M. Rich A.J., Talbot, D. & Cunliffe, W.J. 1994, 'Evaluation of the modified Alvardo score in the diagnosis of acute appendicitis: a prospective study', *Ann R Coll Surg Engl*, Vol.76, pp. 418-419.

Karim, M.S. 1989, *'Appendectomy without antibiotics for uncomplicated appendicitis'*, FCPS Dissertation, Bangladesh College of Physicians and Surgeons, Bangladesh.

Kathryn, D. Anderson & Parry, R.L. 1998, 'Appendicitis', In *Pediatric Surgery*, eds A. O'Neill, I. Rowe, L. Grosfeld, W. Fonkalsrud & G. Coran, Mosby Publishers, USA, Vol. 2, pp. 1369-1379.

Kelly, H.A. & Hurnden, E. 1905, *'The Vermiform Appendix & its disease'*, WB Saunders, Philadelphia.

Kottmeier, P.K. 1986, 'Appendicitis', In *Pediatric surgery*, eds K. J. Welch, J.G. Randolph, M.M. Ravitch, J.A. O'Neil Jr & MI Rowe, Year book Medical Publishers, Chicago, pp. 989-995.

Macklin, C.P., Merei J.M., Radcliffe, G.S. & Stringer, M.D. 1997, 'A prospective evaluation of the modified Alvardo score for acute appendicitis in children', *Ann R Coll Surg Engl*, Vol. 79, pp 203-205.

Madan, S. 2002, "Pediatric Appendicitis Score", *Journal of Pediatric Surgery*, vol. 37, n.º 6, pp. 877-881.

Matin, F. 2001, *'Histopathological Validation of Modified Alvardo Score in the diagnosis of acute appendicitis in Children'*, Tese de Mestrado, Universidade de Dhaka, Bangladesh-

McBurney C.html 1998, 'Experience with Early Operative Interference in Cases of Disease of the vermiform appendix', *Journal of P & S; Medical Review: spring*, Vol. 5, No 1, pp. 1-7.

Miale, J.B. 1982, "*Laboratory medicine Hematology*", The CV Mosby Company, Londres.

Moore. S.W. & Schneider, J. 1995, 'Acute Appendicitis in childhood: experience in a developing country', *Pediatric Surgery International,* vol. 10, pp. 71-75

O'Connell, P.R. 2000, "The vermiform appendix". Em *Bailey & love's Short Practice of surgery,* eds R.C.G Russell, N.S. Williams e C.J.K. Bulstrode, Arnold Publishers, Londres, pp. 1076-1092.

Ohmann, C., Yang, Q., Franke, C. e o Abdominal Pain Study Group 1995, "Diagnostic Scores for Acute Appendicitis", *Eur J surg,* vol. 161, pp. 273-281.

Owen, T.D., Williams, H., Stiff, G., Jenkinson, L.R. & Rees, B.l. 1992, 'Evaluation of the Alvardo score in acute appendicitis', *Journal of the Royal Society ofMedicine*, Vol. 85, pp. 87- 88.

Pearl, R.H. Hale, D.A., Molloy, M., Schutt, D.C. & Jaques D.P. 1995, 'Pediatric Appendectomy', *Journal of Pediatric Surgery,* vol. 30, No 2, pp. 173-181.

Powell, J.L. 2001, "Anecdotes on Appendicitis: Charles McBurney, MD (18451913), *Journal ofPelvic Surgery,* Vol. 7, No 1, pp. 39-41.

Richter, F., Stock, J.A. & Hanna, M.K. 2000, 'The appendix as right ureteral substitute in children'. *The Journal ofurology,* Vol. 163, No 6, pp. 1908-1912.

Sadler, T.W. 2004, "Digestive System", em *Longman's Medical Embryology*, eds Lippincott Williams & Wilkins, Philadelphia, pp. 307-308.

Samuel, M. 2002, 'Pediatric Appendicitis Score' *Journal of Pediatric Surgery,* vol. 37, No 6, pp. 877-881.

Seigel, M. J. 1995, 'Appendicitis in childhood: Usefulness if ultrasound in diagnosis", *Pediatric SurgeryInternational,* vol. 10, pp. 62-67.

Sivit, Carlos J. 1997, "Imaging children with right lower quadrant pain", *The Pediatric clinics ofNorth America,* Vol. 44 No 3, pp. 575-589.

Skanne, P., Amland, P.F., Nordshus, T. & Solheim, K. 1990, 'Ultrasonography in patients with suspected acute appendicitis: a prospective study', *The British Journal ofRadiology*, Vol. 63, No 754, pp. 787-793.

Snell, R.S. 1995, ' *Clinical Anatomy for Medical Students*, Little Brown and Company, Londres.

Steven L.L 9 de junho de 2004, *Apêndice Vermiforme,* [Em linha], eMedicine, Disponível em: http://www.emedicine.com/med/topic3327.htm [25 de maio de 2005].

Stevenson, R.J. 2003, 'Appendicitis', in *Operative Pediatric Surgery*, eds Ziegler, M.M, Azizkhan, R.G.

& Weber, T.R, McGRAW-HILL, New York, pp. 671-689.

Surana R, O'Donnell B & Puri P, 1995, 'Appendicitis diagnosed following active observation does not increase morbidity in children', *Pediatr Surg Int*, Vol. 10, pp. 76-78.

Surana R, Quinn, F. & Puri, P. 1995, 'Appendicitis in preschool children', *Pediatr Surg Int*, Vol. 10, pp. 68-70.

Teicher, I., Landa, B., Cohen, M., Kabnick, L.S. & Wise, L. 1983, 'Scoring System to Aid in Diagnosis of Appendicitis', *Ann. Surg,* Vol. 198, No 6, pp. 753-759.

Williams, P.L. & Bannister, L.H. 1995, 'Vermiform Appendix', In *Gray's Anatomy,* eds Peter L. Williams, Churchill Livingstone, London, pp. 17751776, 1554 & 1775, 1621.

Young, V.K., Caldwell, M.T.P. & Watson, R.G.K. 1993, 'Correlation of Peritoneal Aspiration Cytology with Acute Appendicitis', *I.J.M.S.,* Vo. 162, No 8, pp. 306-308.

10. APÊNDICES

<u>Ficha de dados</u>

1. Dados do paciente:

Nome:	SI. Não:
Idade:Reg	. Não:
Sexo: MⅢ/FⅢSU	:
Religião:	W/B:
Endereço: Nome do pai	
Número de telefone	
Data de admissão:	Data e hora do exame:
Data de alta:	
Local de estudo: DSH	

2. Apresentação de queixas:

Dor no abdómen: SimO/NãoOAnorexia : Sim/Não Q

Origem: Náuseas: Sim ⊬Não Q

Natureza: Vómitos: Sim/Não

Duração: Febre: Sim | |/Não

Mudança para IRF: Sim Q/Não | <u>|Constipação</u> : Sim |/Não Q

Sintomas urinários: SimO/Não⌋

3. Doença passada de H/O:

4. Historial do tratamento:

5. História socioeconómica:

<u>Exame físico;</u>

1. Exame geral;

Aspeto: Peso:

Construção e nutrição: Pulso:

Anemia: Temp:

Icterícia: R/R:

Edema: desidratação:

Nódulos linfáticos:

2. Exame abdominal;

Distensão: I I   Sinal de apontamento: I I Guarda músculo/rigidez: ☐

Sinal de Rovsing: O Sensibilidade local: O Sons intestinais: O Sensibilidade de ressalto: I I Ternura à percussão: O DRE:

Diagnóstico da AA: Método tradicional

Sintomas	Dor inicial no umbigo	☐	Mudança na RIF	☐
	Febre de baixo grauT☐		Náuseas/Vómitos	O
Sinais	Concurso de pontos de Mcburney I I		Sensibilidade no ressalto	O
	Sinal de Rovsing	I	Temperatura	
Laboratório INV	Hemograma : Hb - WBC -		DC: N- L-	
	M-E-		Formulário de banda -	
	Urina R/M/E :			
	USG :			
	Radiografia simples do abdómen :			

ModifiedAlvardo Score (MAS) e avaliação frequente:

Características	Variáveis -MAS	Pontuação	Pontuação do Pt	F/u após 4-6h	F/u após 4-6h	F/u após 4-6h
	Dor RIF migratória	1				
Sintomas	Anorexia	1				
	NáuseaZemesis	1				

			Pontuação do Pt	F/u após 4-6h	F/u após 4-6h	F/u após 4-6h
Sinais	Ternura em RLQ	2				
	Rigidez e/ou sensibilidade de ressalto na RIF	1				
	Elevação da temperatura (>37,3⁰ C/>99,14⁰ F)	1				
	Sinal de Rovsing	1				
Laboratório. INV	Leucocitose (≥10.000/c.mm.)	2				
Pontuação total		10				

Interpretação doMAS:

Pontuação 1- 4, apendicite aguda muito improvável: Dar alta para casa com instruções.

Pontuação 5-7, apendicite aguda provável: Internar para observação atenta e reavaliação.

Pontuação 8-10, apendicite aguda definitiva: operar imediatamente.

PediatricAppendicitis Score (PAS) e avaliação frequente:

Características	Variáveis -PAS	Pontuação	Pontuação do Pt	F/u após 4-6h	F/u após 4-6h	F/u após 4-6h
Sintomas	Migração da dor	1				
	Anorexia	1				
	NáuseasZvómitos	1				
sinais	Ternura em RLQ	2				
	Sensibilidade à percussão na RIF	2				
	Pirexia (>37,3⁰ C/>99,14⁰ F)	1				
Laboratório. INV	Leucocitose (≥10.000/c.mm.)	1				
	Neutrofilia polimorfonuclear	1				
Pontuação total		10				

Interpretação doPAS:

Pontuação ≤ 5: não é compatível com o diagnóstico de AA. Não admissão.

Pontuação 6-7: é compatível com o diagnóstico de AA. Admissão e avaliação frequente

Pontuação 8-10: indica uma elevada probabilidade de AA. Atuar.

<u>**Achados per-operatórios:**</u>

Data e hora da operação -

O apêndice foi encontrado-

Normal: Inflamado: Q

Gangrenoso: QPerfurado   :   Q

Outras constatações:

Abscesso do apêndice: Q]   Nódulo apendicular: [3

Peritonite:]]]]   Fecolito : Q

Outras patologias:

<u>**Procedimento operatório:**</u>

<u>**Acompanhamento no período pós-operatório:**</u>

	Impulso	Temp.	Dor PO	B. Som	Intestino M/N	Náuseas/Vómitos
1° POD						
2nd POD						
3rd POD						
4th POD						
5th POD						

<u>**Complicações pós-operatórias:**</u>

<u>**Relatório histopatológico:**</u>

APPENDIX II

Formulário de consentimento

(Tradução verbal em bangla)

1,   ,

dou o meu consentimento informado e sem coação para a participação do meu filho no estudo conduzido pelo Dr. Md. Sajedul Haque, Departamento de Cirurgia Pediátrica, Dhaka Shishu Hospital, Bangladesh Institute of Child Health, Dhaka. Compreendo perfeitamente que a participação neste estudo trará informações médicas frutuosas que serão úteis para o meu filho e para muitos outros no futuro.

Estou convencido de que, durante a participação no estudo, o meu filho não será exposto a qualquer risco físico, psicológico, social ou jurídico. A privacidade e a confidencialidade do meu filho e a minha serão salvaguardadas e o nosso anonimato será protegido. Não gostaria de ser indemnizado momentaneamente pela perda do nosso tempo de trabalho.

Assinatura / impressão digital do pai ou do tutor legal Data:

APÊNDICE III

<u>FÓRMULA ESTATÍSTICA UTILIZADA NESTE ESTUDO</u>

3. Rang (R) = Média ± DP

4. O desvio padrão (DP) é a medida de dispersão em relação à média.

$$SD = \sqrt{\frac{\sum (X - \overline{X})^2}{(n-1)}}$$

em que Σ = somatório, X = média, n = número.

5. O erro padrão (SE) da média é a medida da imprecisão da dispersão da média.

$$SE = \sqrt{\frac{\sum (X - \overline{X})^2}{n(n-1)}}$$

em que Σ = somatório, X = média, n = número.

6. Teste de Student não pareado $t^{i} = \dfrac{X_1 - X_2}{SE}$

SE

onde

X_i = **média do grupo i**

X_2 = **média do grupo 2**

n_i = **n.º de doentes no grupo i**

n_2 = **n.º de doentes no grupo 2**

Grau de liberdade agrupado, df = ni+n$_2$ -2

SE = erro padrão = $\sqrt{SE_1{}^2 + SE_2{}^2}$

SEi = erro padrão do gr. 1, SE2 = erro padrão do gr. 2

5. teste   do χ de Pearson^2 (Qui-quadrado):

Este teste é aplicado para mostrar a associação entre o valor observado e o valor esperado.

χ^2 valor é calculado como-

$$\chi2 = \frac{\Sigma (O - E)^2}{E}$$

Onde

O = valor observado

E = valor esperado

E is calculated as $\dfrac{\text{row total x column total}}{\text{Grand total}}$

O grau de liberdade (df) é calculado como (linha -l)x (coluna - 1).

6. sensibilidade = TP x 100% / (TP + FN)

7. Especificidade = TNx 100% / (TN + FP)

8. Precisão = (TP + TN) x 100% / (TP + FN + TN + FP)

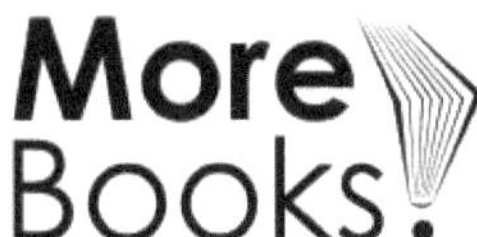

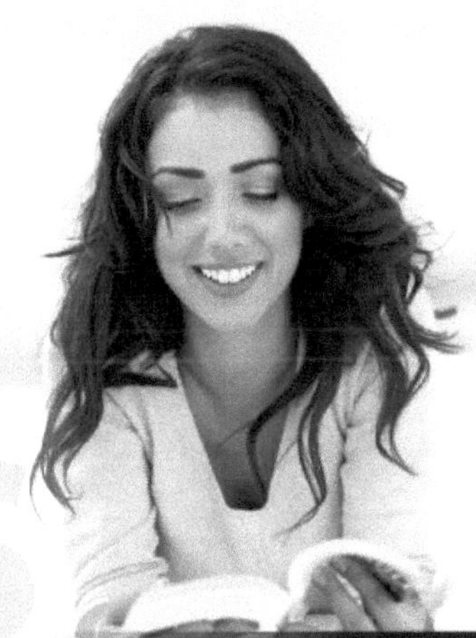

I want morebooks!

Buy your books fast and straightforward online - at one of world's fastest growing online book stores! Environmentally sound due to Print-on-Demand technologies.

Buy your books online at
www.morebooks.shop

Compre os seus livros mais rápido e diretamente na internet, em uma das livrarias on-line com o maior crescimento no mundo! Produção que protege o meio ambiente através das tecnologias de impressão sob demanda.

Compre os seus livros on-line em
www.morebooks.shop

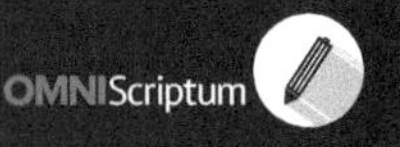

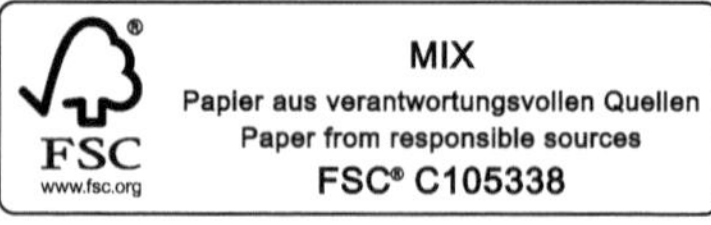

Printed by Books on Demand GmbH, Norderstedt / Germany